Brigitte Osswald, Dietmar Jacobs, Katharina Tigges-Limmer

Kommödikation

Brigitte Osswald, Dietmar Jacobs,
Katharina Tigges-Limmer

Kommödikation

Kommunikation während medizinischer Eingriffe unter Lokalanästhesie

DE GRUYTER

Autoren

Prof. Dr. med. Brigitte Osswald
Medizinische Klinik I
Johanniter-Krankenhaus Rheinhausen
Kreuzacker 1–7
47228 Duisburg-Rheinhausen
E-Mail: B.Osswald@johanniter-rheinhausen.de

Dr. phil. Dipl.-Psych. Katharina Tigges-Limmer
Herz- und Diabeteszentrum NRW
Universitätsklinik der Ruhr-Universität
Georgstr. 11
32545 Bad Oeynhausen
E-Mail: ktigges-limmer@hdz-nrw.de

Dr. phil. Dietmar Jacobs
Schwindstr. 8
80798 München

ISBN: 978-3-11-063638-3
e-ISBN (PDF): 978-3-11-063651-2
e-ISBN (EPUB): 978-3-11-063663-5

Library of Congress Control Number: 2021947431

Bibliografische Information der Deutschen Nationalbibliothek
Die Deutsche Nationalbibliothek verzeichnet diese Publikation in der Deutschen Nationalbibliographie; detaillierte bibliografische Daten sind im Internet über http://dnb.d-nb.de abrufbar.

Einbandabbildung: Kay Lorentz, Kom(m)ödchen Düsseldorf
Satz/Datenkonvertierung: L42 AG, Berlin
Druck und Bindung: CPI books GmbH, Leck

www.degruyter.com

Vorwort

„Geben Sie mir lieber eine Vollnarkose!“ – wenn genau dieser Patient nach der Operation erstaunt feststellt: „Dass ich dabei lachen kann hätte ich nie geglaubt, schade, dass es vorbei ist!“ ist es einer der schönsten Sätze, die ein Team zu hören bekommen kann. Prinzipiell kann dies spontan erreicht werden; die Kommödikation soll helfen, eine gezielte intraoperative Kommunikation des Operateurs und/oder Teams mit dem Patienten führen zu können, die mindestens ein Schmunzeln des Patienten provoziert und auf prinzipiell alle Interventionen unter Lokalanästhesie (bis auf zahnmedizinische) anwendbar ist.

Kay Sebastian Lorentz, „Kopf“ und „Herz“ des Kom(m)ödchens in Düsseldorf, fand die Idee, die Kunst des Wortes zum Wohle des Patienten einzusetzen, so spannend, dass schließlich die „Kommödikation“ entstand; er stellte einerseits den Kontakt zu Dr. phil. Dietmar Jacobs her und unterstütze die Vorstellung des Projektes im Rahmen einer Vorlesung im Klinikum der Universität Düsseldorf durch den Einsatz von Künstlern wie Heiko Seidel, Ilka Knickenberg und Halil Yavuz, die heitere, praktische Einblicke in mögliche Gesprächsführungen gaben.

Für die Betrachtung über den medizinischen Tellerrand hinaus haben sich drei Personen zusammengefunden, die das Thema von unterschiedlichen Seiten betrachten.

Frau Dr. phil. Tigges-Limmer setzt sich als leitende Psychologin in der Klinik für Herzchirurgie des Herz- und Diabetes-Zentrums Nordrhein-Westfalen seit Jahren mit unglaublichem Impetus nicht nur für die psychologische Begleitung herzchirurgischer Patienten im Allgemeinen ein. Sie ist Initiatorin der derzeit einzigen wissenschaftlichen Studie bezüglich der praktischen Anwendung einer den Patienten entspannenden, Angst-lösenden Kommunikation während Interventionen unter örtlicher Betäubung. Hierbei geht es ihr zwar auch darum, messbare Effekte einer empathischen Konversation zu objektivieren, ihr primäres Anliegen ist aber der praktische Nutzen für den Patienten und die Möglichkeit, die Grundlage für eine generelle Handlungsempfehlung zu schaffen.

Dr. phil. Dietmar Jacobs ist einer der renommiertesten und mit zahlreichen Preisen ausgezeichneter Autor der Kom(m)ödchen-Ensemble-Programme sowie kunstvoller Satire auf höchstem Niveau („Mitternachtsspitzen“, „Extra3“, „Stromberg“ [Grimme-Preis] und Serien wie „Das Amt“, „Mord mit Aussicht“ etc.). Er zögerte keine Sekunde und schrieb schlagfertig zahlreiche Beispiele möglicher Sätze für unterschiedliche Operationsszenarien. Mit seinem Beitrag zeigt Dr. phil. Jacobs hochinteressante Aspekte hinter den heiteren, scheinbar so leichten Zeilen.

Prof. Dr. med. Brigitte Osswald ist seit ca. 20 Jahren Fachärztin für Herzchirurgie und beschäftigt sich seit Jahren mit dem Gebiet der Elektrophysiologischen Chirurgie. Nach ca. 20.000 Eingriffen mit vielen unterschiedlichen Situationen liegt es zwar nahe, „professionelle Hilfe“ für das Verständnis psychologischer Zusammenhänge

https://doi.org/10.1515/9783110636512-201

und das Rüstzeug für unerwartete Pointen zu holen. Letztlich war es aber eine Aufführung im Kom(m)ödchen, die den Ausschlag gab, womit sich der Kreis schließt ...

Dieses Buch soll ermutigen, zu einer kurzweiligen, besser tolerablen und positiven Atmosphäre während Interventionen unter Lokalanästhesie beizutragen. Dies ist keineswegs nur dem ärztlichen Beruf vorbehalten ...

Danksagung

Der aufrichtige Dank geht in erster Linie an die vielen Patienten, die mit ihrem Vertrauen und einem dankbaren Lächeln sowie der aktiven Beteiligung stets Mut für das weitere Tun geben.

Weiterhin richtet sich der Dank an die Teams, die jeden Tag, bei jedem Patienten dazu beitragen, mit Geschick und Empathie zu dem Gelingen eines Eingriffes beizutragen und in jeglicher Weise Unterstützung zu leisten.

Die Kollegen Dr. Dieter Bimmel, Dr. Volker Bärsch, Dr. Heiko Burger, Dr. Alexander Siebel, Dr. Wilko Weissenberger befürworteten, deren Zitate bezüglich der intraoperativen Kommunikation in diesem Buch zu verwenden, was keineswegs selbstverständlich ist.

https://doi.org/10.1515/9783110636512-202

Inhalt

1 Hypnokommunikation vor, während und nach Eingriffen mit Lokalanästhesie

Katharina Tigges-Limmer

1.1 Einleitung

1.1.1 Hinweise zu dem Buchkapitel Hypnokommunikation

In diesem Buchkapitel geht es in der ersten Hälfte darum, wie Patienten aus psychologischer Sicht kommunikativ durch einen Eingriff mit Lokalanästhesie begleitet und geführt werden können (Kap. 1.1.1.4). Da in den anderen Kapiteln sehr viel über ablenkende Strategien berichtet wurde, wird der Schwerpunkt hier auf das Gegenteil von Ablenkung, nämlich eine spezielle Fokussierung der Aufmerksamkeit, die der Hypnokommunikation gelegt.

Die zweite Hälfte dieses Kapitels beschäftigt sich mit spezifischen psychotherapeutischen Interventionen für Patienten, die neben der somatischen Erkrankung, die einen lokalen Eingriff erfordert auch eine psychische Erkrankung mitbringen (Punkt 1.1.5–7). Psychisch erkrankte Patienten (z. B. Depression, Angststörungen, Posttraumatische Belastungsstörungen) oder Patienten mit einem großen Distress (sehr aufgeregt, ängstlich, belastet oder traurig) können ebenfalls medizinische Eingriffe benötigen. Aufgrund der psychischen Störung oder des erhöhten Stresslevels wird dann schneller das Konzept der Lokalanästhesie verlassen und ausgewichen auf eine Vollanästhesie.

Immer, wenn der Text kursiv gedruckt wird, werden Textangebote gemacht, die wortwörtlich benutzt werden können. Kürzere Texte können auswendig vom Operateur angewendet werden. Längere Texte können besser herauskopiert werden zum Vorlesen, das während des Eingriffs z. B. ein Assistent oder eine Pflegekraft übernehmen kann. Wichtig dabei ist, die Texte unbedingt wörtlich zu wiederholen, damit sich keine Negativsuggestion einschleichen. Daneben gibt es insgesamt 20 praktische Tipps für den konkreten Klinik- oder Praxisalltag.

1.1.2 Psychologische Aspekte chirurgischer Eingriffe

Sich überhaupt einem operativen Eingriff unterziehen zu müssen, bedeutet für viele Patienten neben der körperlichen auch eine emotionale Herausforderung. Die Belastung der Grunderkrankung, das Gefühl des Ausgeliefertseins während des Eingriffs, Kontrollverlust, Komplikationsängste, manchmal auch Todesängste werden von den Patienten benannt. Der Segen einer lokalen Anästhesie wird von den Patienten interessanterweise als Vermeidung der Vollnarkose beschrieben. Auf der anderen Seite wird eine Vollnarkose auch assoziiert mit einer völligen Amnesie mit garantierter

https://doi.org/10.1515/9783110636512-001

Schmerzfreiheit. Patienten wägen hier oft nicht die medizinischen Risiken gegeneinander ab, sondern lassen sich – völlig verständlich – von der eignen Befindlichkeit, Angst- und Schmerzvermeidung leiten. Eine Nachbefragung von Patienten nach Regionalanästhesie bei orthopädischen Operationen ergab allerdings, dass Patienten sich oft wie links liegengelassen fühlen. Der Operateur unterhält sich mit dem Assistenten, der Anästhesist mit der Schwester und einsam liegt der Patient auf einem in der Regel kalten Tisch in einem sehr hellen Raum unter grünen OP-Tüchern steril abgedeckt. Gegen dieses Gefühl der Angst und des Alleingelassen seins hilft auch kein Sedativum oder Analgetikum, das gewöhnlich eingesetzt wird. „Es ist ernüchternd, dass in der Literatur zu Lokal- und Regionalanästhesie, in den einschlägigen Lehrbüchern und Journalen, zwar ausgiebig abgehandelt wird, wohin man wie viel Lokalanästhetikum spritzt, was es für Nebenwirkungen gibt und wie man überwacht und ggf. zusätzliche Analgosedierung einsetzt, aber nichts darüber zu finden ist, dass oder wie man etwa mit dem Patienten sprechen sollte“ [1].

Der nun nur noch sogenannte Segen einer Lokalanästhesie (in Patientensprache „örtliche Betäubung“) kann auch gleichzeitig ihr Fluch sein. Die Risiken einer Vollnarkose werden vermieden zum Preis einer vollen Aufmerksamkeit auf das gesamte Procedere. Patienten mit hohem Kontrollbedürfnis haben so zwar das Gefühl einer vermeintlichen Sicherheit verbunden mit der Illusion der Einflussnahme, sind aber dem gesamten Setting ausgeliefert. Mögliche psychische Traumatisierungen können die Folge sein.

Psychologisch erscheint es also bedeutsam, den Blick zu erweitern und nicht nur auf den einmaligen Eingriff zu lenken.

Der gesamte Eingriff bedeutet nämlich in der Regel eine akute oder chronifizierte Erkrankung, die eine ambulante oder stationäre Diagnose- und Behandlungsbedürftigkeit beinhaltet. Der Aufenthalt im Krankenhaus zeigt sich verknüpft mit der Hoffnung auf partielle Genesung, Linderung oder vollständige Heilung. Daneben erfahren die Patienten invasive Diagnostik- und Therapieverfahren, die allgemeinen Distress, Aufregung, Anspannung, Unwohlsein bis hin zu Angst und Schmerzen hervorrufen können. Oft kann die Behandlung eine oder mehrere Operationen beinhalten, ggf. eine Wundheilungsstörung, prolongierte Genesungsverläufe, Rückschritte oder das Aushalten von Ungewissheiten.

Aber auch bei sogenannten „kleineren“ Eingriffen wie z. B. Herzkathederuntersuchungen, Gastroskopien, Bronchoskopien, Nähen einer Wunde oder Legen eines Zentralvenösen Katheders (ZVK) berichten Patienten über sie beherrschende Ängste. Die sterile Umgebung, die hygienische Uniform der Behandelnden, die Fachsprache aller Beteiligten und das Eindringen eines Gegenstands in den Körper lösen Unwohlsein und instinktive Abwehr aus. Selbst die tägliche Blutabnahme im Krankenhaus kann bei einzelnen Patienten Stress und Fluchttendenzen auslösen. Im Nicht-Medizinischen Kontext würde sich kaum jemand auf eine Pritsche legen, sich stechen, schneiden oder betäuben lassen, bereitwillig alle Körperöffnungen zur Verfügung stellen oder sich mit Drähten oder Schläuchen zu wichtigen Organen Zugang schaffen lassen. Es erscheint immer wieder bedeutsam, sich als Behandelnder nicht nur auf seine gute Routine zu verlassen, sondern sich von Zeit zu Zeit in die Patientenrolle zu begeben und sich der Grenzverletzung bewusstwerden, die die medizinisch-pflegerische Handlung auch bedeuten kann.

Fallbeispiel: Ein 49-jähriger Ingenieur berichtet über seine ZVK-Anlage wie folgt: „Es ging mit diesem Hemdchen los. Meines war zu klein, das heißt, es ließ sich hinten kaum vernünftig schließen, so dass meine Rückseite blank war. Das war erniedrigend, wieso gibt es da nicht Vernünftigeres? Dann wurde ich mit meinem Bett quer durch das ganze Krankenhaus geschoben mit dem befehlsmäßigen Ton, ja die Arme im Bett zu halten, sonst könnten diese bei voller Fahrt weiß der Himmel wogegen schlagen. Angekommen vor dem Eingriffsraum musste ich erstmal warten. Zwei andere Patienten waren vor mir dran, einer am Schlafen (der Glückliche), einer ohne Zähne vor sich hin brabbelnd. Der tat mir irgendwie plötzlich sehr leid und eine Horrorvision meines eigenen Alters trat sich plötzlich vor mir auf. Als ich nach einer Stunde endlich dran war, war ich vor lauter Spannung schon ganz kribbelig und zitterte. Ich bekam dieses peinliche Zittern nicht in den Griff. Ich wurde von einer Schwester begrüßt, die sehr freundlich zu mir war und die ich mir sofort als meinen privaten Rettungsengel auserkoren habe. Leider konnte sie während der Prozedur nicht bei mir bleiben, sondern wurde abberufen. Dann musste ich in meinem knappen Hemdchen auf den OP Tisch krabbeln, der kühl und auch blank war, genauso wie ich. Mir wurde ein grünes Tuch über den Kopf gelegt. Da sah ich halt nur noch grün. Dann wurde ich noch mit anderen Tüchern abgedeckt und mit etwas Kaltem am Hals abgewaschen. Der Arzt kam rein, er stellte sich mit Namen vor, den ich gleich wieder vergessen habe, denn ich war zu aufgeregt. Er sah mich wahrscheinlich zittern, denn er sagte: „Na, so ein großer starker Mann wie Sie wird sich doch vor einem kleinen Eingriff wie diesem nicht Bange machen, ich mach das den ganzen Tag, es wird schon alles gutgehen." Ich fühlte mich total beschämt, weil ich zitterte und hoffte einfach nur, dass wirklich alles gutgeht. Ich wurde betäubt an der Einstichstelle und habe von dem Einführen und Vorschieben des Katheders selbst wenig gespürt. Meine Aufmerksamkeit war aber die ganze Zeit voll auf diesen Schlauch gerichtet. Der Arzt erklärte gelegentlich, was er tat, unterhielt sich aber zwischendurch über die Fußballergebnisse des Wochenendes. Ich dachte nur, was für ein Klischee. Unter meinem Tuch habe ich mich sehr allein und ausgeliefert gefühlt. Ich hatte den Kopf etwas zurückbiegen müssen beim Lagern und plötzlich schoss mir durch den Kopf, dass ich ja hier meine Kehle freigebe, eine absolute Unterwerfungsgeste. Mir fiel unser Hund ein, wie dieser beim Spielen mit anderen Hunden sich unterwirft, in dem er sich hinlegt und die Kehle freigibt. Sofort hört dann alles Geknurre der anderen Hunde auf. Da musste ich das erste Mal Lächeln unter meinem Tuch, denn ich stellte mir einfach vor, wie alle Handelnde hier im Raum ein Hunderudel sind und ich halt mal jetzt derjenige bin, der unten liegt. Ich komme ja schon wieder hoch."

Dieses Fallbeispiel erscheint nicht übertrieben, sondern könnte in allen Facetten in allen Einrichtungen so passiert sei. Auch der Patient wirkt ganz normal, beobachtet, reflektiert und benennt in Einzelheiten Dinge und Ereignisse, die er erlebt, gedacht und gefühlt hat. Man kann davon ausgehen, dass er ohne psychischen Schaden den ZVK Eingriff überstanden hat, insbesondere, als ihm selbst das ihn amüsierende Bild des Hunderudels eingefallen ist. Hier ist ja nichts richtig schiefgelaufen, gefährlich geworden oder aus dem Ruder geraten. Der Eingriff selbst verlief schmerzlos. Dennoch erscheinen auf den zweiten Blick viele kleine Einzelheiten verbesserungsfähig. Das Ziel kann dabei immer sein, weniger Demütigung oder Belastung, dafür mehr

Wohlbefinden und Sicherheit zu vermitteln. In einer aktuellen Studie konnte gezeigt werden, wie durch eine veränderte Sprache und positive Suggestionen Ängstlichkeit und Schmerzempfinden während einer ZVK-Anlage signifikant reduziert werden kann [2].

Praktischer Tipp: Unterziehen Sie sich als Selbsterfahrung dem vorbereitenden Procedere des Eingriffs, den Sie am meisten durchführen. Nehmen Sie aktiv die Patientenrolle ein und erleben Ihr Arbeitsfeld in der Nehmerrolle. Dazu gehört wie im beschriebenen Fall das Anziehen des OP-Hemdes, die Fahrt durchs Haus, das sterile Abdecken, die liegende Sicht auf den Eingriffsraum, das Hören der Geräusche und der Gespräche, die Wahrnehmung der Gerüche.
Tauschen Sie sich mit Ihrem Team aus, was zunächst am Ambiente, der direkten Umgebung („Setting") aus Ihrer Sicht verbesserungswürdig ist. Konzentrieren Sie sich zunächst auf Dinge, die Sie selbst beeinflussen können, sogenannte Kleinigkeiten mit großem Einfluss wie zum Beispiel:
- ein entspannendes oder fröhliches Bild in direkter Patientensicht
- sterile Unterwäsche zur Verfügung stellen
- OP-Socken zur Verfügung stellen
- wärmende Steril-Decken anbieten
- das sterile Abdecken des Kopfes so gestalten, dass Sichtfreiheit für den Patienten möglich ist
- den eigenen Mundschutz erst nach Patientenbegrüßung aufsetzen
- Musik im Eingriffsraum zur Verfügung stellen

Wichtig ist zu beachten, dass auch der Raum, die Umgebung, die Kleidung und die Geräusche im Eingriffsraum mit dem Patienten nonverbal kommunizieren und somit wirken.

1.2 Kommunikation vor dem Eingriff

Dieses Buch beschäftigt sich nicht explizit mit der ärztlichen Aufklärung. Da Patienten aber nach der Aufklärung sehr ängstlich oder eben auch sehr entspannt und zuversichtlich in den Eingriff hineingehen können, seien doch einige Bemerkungen erlaubt. Häufig ist das präoperative Aufklärungsgespräch für den Arzt eine schwierige Situation. Deswegen gibt es hinreichende Literatur und Kommunikationstipps für dieses herausfordernde Gespräch. Dabei wird in der Regel auf das sachliche Verständnis und emotionale Auffangen des Patienten abgezielt. Der Patient soll einerseits umfassend aufgeklärt, jedoch andererseits nicht unnötig verunsichert werden. Daneben gilt es für den Arzt, sich juristisch abzusichern oftmals zum Preis einer umfassenden Risiko- und Komplikationsaufzählung des Eingriffs, die in der Regel angstauslösend wirkt. Verstärkend befindet sich der Patienten durch Angst, Stress und Aufregung in einer Ausnahmesituation, in der er sich anders als im Alltag verhält und Informationen nur eingeschränkt aufnehmen kann. Mithilfe einiger Kommunikationsstrategien ist es jedoch möglich, dem Patienten Informationen verständlich zu schildern und ihm sein individuelles Operationsrisiko zu verdeutlichen, ohne unnötige Angst zu erzeugen [3]. Seemann, Zech, Graf und Hansen (2015) haben für die Prämedikationsvisite der Anästhesiologie sehr gute Kommunikationsbeispiele benannt, die sich auch leicht auf operative Aufklärungsgespräche übertragbar lassen [3]. Dabei benennen die Autoren zunächst die häufigsten Fehler im Aufklärungsgespräch:

Die häufigsten Fehler im Aufklärungsgespräch nach Seemann et al. 2015 sind:

- Zeitdruck des Arztes, den er verbal oder nonverbal vermittelt
- Missachtung des Krankseins („so schlimm ist das nicht" „eine Kleinigkeit für uns")
- inadäquate Ermutigung („Kopf hoch" „Das wird schon")
- zu optimistische Aussagen über den Therapieerfolg („Alles wird gut")
- Informationsmangel und -fehler (schlecht vorbereitet auf das Gespräch, „was wird nochmal operiert"?)
- „Herunterbeten" von Abläufen und Informationen
- Aufzwingen von Informationen, die der Patient nicht wissen will
- ungeordnete Informationsflut
- blanke Information ohne Verständnishilfe
- fehlende Gelegenheit für und ungenügendes Eingehen auf Fragen
- Verharmlosung von Risiken und Nebenwirkungen
- fehlende Bewertung oder Einsortierung der Risiken
- unverständliche Sprache, zu viele medizinische Fachausdrücke
- Selbstdarstellung
- allgemein fehlende oder eingeschränkte Kommunikationskompetenz

Das Vermeiden dieser Fehler kann schon eine deutlich patientenfreundlichere Kommunikation beinhalten. Daneben geben die Autoren aber auch sehr wertvolle Hinweise für eine positive Kommunikation im Aufklärungsgespräch wie in Tab. 1.1 aufgeführt:

Tab. 1.1: Grundregeln und Beispiele für eine patientenfreundliche Aufklärung nach Seemann et al., 2015.

Grundregel	Beispiel
Vermeidung von Negativsuggestionen	„wir schläfern Sie ein“, siehe Kap. 1.3.3 Negativsuggestionen
Verwendung von neutralen Formulierungen	„Infusionszugang „legen“ statt „stechen“
Verwendung von Positivsuggestionen	„Wir achten die ganze Zeit während des Eingriffs gut auf Sie.“ „Wir haben Sie und Ihr Herz (Eingriffsorgan oder -region) besonders gut im Blick“
Erklären	„Wir legen Blutdruckmanschette und ein EKG an, damit wir gut auf Sie aufpassen können“
Blick auf Positives (Zeit nach dem Eingriff) lenken	„Nach dem Eingriff können Sie sich in Ruhe erholen, und wenn Sie sich wohl fühlen, kommen Sie zurück in Ihr Zimmer.“
Autonomie zurückgeben	Patienten aktiv teilhaben und Wünsche äußern lassen. „Wir können während des Eingriff Musik laufen lassen, Sie dürfen sich das aussuchen“.
keine falschen Vorstellungen wecken	Während der Regionalanästhesie: falsch: „Sie werden nichts spüren.“ besser: „Sie werden spüren, dass etwas gemacht wird, z. B. Berührung oder Druck, aber es ist nicht unangenehm.“

Von immenser Bedeutung, ist die nonverbale Kommunikation durch unsere Körpersprache und Mimik. 90 % der emotionalen Bedeutung einer Interaktion zwischen 2 Personen wird nonverbal transportiert. Dieses Wissen ist vergleichsweise alt, wird im Klinikalltag jedoch bedauerlicherweise oft nicht oder zu wenig beachtet [4]. Die Körpersprache kann genutzt werden, um Ruhe und Empathie zu vermitteln. Ein angenehm fester Händedruck gibt bereits zu Beginn des Gesprächs den Eindruck von Sicherheit und Präsenz. Ebenso wichtig ist es, den Blickkontakt zum Patienten aktiv zu suchen und für 3–4 Sekunden zu halten. Ein längerer Blickkontakt kann als Starren missinterpretiert werden. Ein kürzerer Blickkontakt kann als Desinteressiere missdeutet werden. Um im wahrsten Sinne ein Gespräch auf Augenhöhe zu führen, sollte der Arzt dem Patienten gegenübersitzen und nicht in erhobener Position auf den im Bett liegenden Patienten „herabblicken“. Ein Sitzen im Bett des Patienten wird einerseits aus hygienischen Gründen nicht empfohlen, verletzt andererseits aber auch die Intimsphäre des Patienten.

Das Gespräch sollte in einer ruhigen und freundlichen Umgebung, ohne zeitlichen Druck und Störungen erfolgen. Diese Idealbedingungen finden sich allerdings selten. Das eigene Telefon sollte zumindest auf Vibrationsalarm gestellt werden.

Wenn äußere Störungen durch Anrufe erfolgen, ist es höflicher, den Patienten zu fragen, ob man eben telefonieren darf.

Natürlich muss auch aus juristischer und persönlicher Sicht auf Risiken und Komplikationen gesprochen werden. Nach Seemann et al. 2015 ist dabei allerdings ein reines Aneinanderreihen medizinischer Risiken nicht zielführend [3]. Sinnvoller sei es, die Risiken des Verfahrens in Bezug zu seinem Nutzen zu setzen, also miteinander zu verbinden („linking") und den Ablauf zu erklären. Nur wenn der Patient beide Seiten kenne, könne er eine sinnvolle Entscheidung treffen.

Seemann et al. 2015 geben mit ihrer Veröffentlichung „Kommunikationsstrategien bei der Risikoaufklärung" wertvolle Hinweise:
- Risiken verständlich und individuell formulieren
- Linking: Risiken zusammen mit dem Nutzen besprechen
- Risikoprophylaxe ansprechen: auf Maßnahmen hinweisen, die das angesprochene Risiko minimieren
- Monitoring: das schnelle Erkennen von Komplikationen durch das spezifische Monitoring des Eingriffs betonen
- Therapie: auf Behandlungsoptionen im Fall einer Komplikation hinweisen
- Eigenverantwortung und Autonomie: auf Möglichkeiten hinweisen, die zur Komplikationsvermeidung beitragen können (Nüchternheitsgrenzen einhalten, Nikotinkarenz einhalten etc.)

Neben der Aufklärung über das Procedere und die Risiken dient das Aufklärungsgespräch aus Patientensicht auch dazu, Vertrauen zum Operateur aufzubauen. Es wäre sehr schade, wenn hierfür kein Raum gegeben wird und die Performance auf die alleinige Informationsgabe reduziert würde. Nochmals sei zunächst auf die nonverbale Wirksamkeit von Kommunikation hingewiesen. Ein sauberer Kittel, gepflegtes Äußeres, gehaltener Blickkontakt, angenehmer Händedruck, freundliches Auftreten und Ansprache mit Namen sind Basics, die nicht zu unterschätzen sind. Patienten können schlussendlich die medizinische Kompetenz ihres Operateurs oft nicht beurteilen, verlassen sich aber auf ihre „Menschenkenntnis" und sortieren innerhalb von kürzester Zeit ihr Gegenüber in Kategorien wie sympathisch/unsympathisch, freundlich/unfreundlich oder kompetent/unsicher ein. Umso wichtiger ist es, die „Investition in den ersten Eindruck" ernst zu nehmen und sich damit für den Patienten vertrauenswürdig und kompetent zu zeigen.

Praktischer Tipp: Fragen Sie als letzte Frage des Aufklärungsgesprächs nach dem Genesungsziel des Patienten. Mögliche Beispiele: *„Angenommen, alles geht richtig gut und Sie sind in einigen Tagen/ Wochen* (hier den durchschnittlichen Genesungszeitraum benennen) *wieder richtig fit: was werden Sie dann tun? Woran merken Sie persönlich, dass sich dieser Aufwand hier gelohnt hat? Was genau möchten Sie gerne erleben können mit dem Schrittmacher/einer genesenden Lunge/ohne Hautgeschwür? Wer freut sich mit Ihnen? Haben Sie sich eigentlich schon eine Belohnung für sich selbst überlegt?"*

1.3 Ideen zur Verhütung von Traumatisierungen während einer Lokalanästhesie

1.3.1 Prophylaxe-Ideen für die Institution Krankenhaus/die eigene Praxis

Unbedingt ratsam erscheint es, Schmerzen zu vermeiden, wo immer es geht. Ob eine Behandlung immer und komplett schmerzfrei sein kann, sollte zumindest hausintern/praxisintern kritisch diskutiert werden. Als im klinischen Alltag hilfreich hat sich gezeigt, bei großen und komplexen Eingriffen die Erwartung der Patienten auf schmerzarm (besser als schmerzfrei) zu richten und dabei möglichst schnell die Kontrolle dem Patienten zurück zu geben (Einsatz von Schmerzpumpen, Schmerzschemata, Schmerzkonsile etc.). Das Prinzip der Schmerzarmut sollte für das Leitbild des Krankenhauses oder der Praxis diskutiert werden.

In den meisten Leitbildern eines Krankenhauses oder Homepages von Praxen steht, dass der Mensch im Mittelpunkt der Bemühungen steht. Dies sollte unbedingt Empathie für alle Patienten von allen Behandlern einschließen. Eine einfühlsame und freundliche Haltung dem Patienten gegenüber sollte von allen im Team eingenommen werden. Insgesamt kann durch Fort- und Weiterbildungen ein Bewusstsein für Traumatisierung im Krankenhaus/in der Praxis geschaffen oder verstärkt werden (jeder will und soll helfen, jeder kann auch traumatisieren).

1.3.2 Prophylaxe-Ideen zur Personalschulung

Grundkenntnisse bezüglich psychischer Störungen erleichtern die Kommunikation mit den betroffenen Patienten, verhindern das Pathologisieren emotionaler Reaktionen und helfen bei der Überleitung in fachgerechte psychotherapeutische Versorgung. Deswegen empfehlen sich wiederkehrende Fortbildungen zu Depression, Angststörungen, Belastungsstörungen (akut, PTBS), Anpassungsstörungen, Delir, Demenz und Suchterkrankungen und Schmerzempfinden anzubieten und durchzuführen. Daneben können Grundkenntnisse zur Selbstfürsorge inklusive einer persönlichen Psychohygiene (Abschalten, Nähe-Distanz, Ressourcen), Burnout-Prophylaxe, Entspannungsverfahren und Teamkommunikation hilfreich sein, sich selbst als schwingungsfähig, empathisch, kompetent und hilfreich zu erleben, trotz angespannter Arbeitsbedingungen. Als ausgesprochen vielversprechend hat sich im Klinischen Alltag die „Hypnokommunikation“ gezeigt, welche in diesem Kapitel später genauer dargestellt wird. Im klinischen Alltag wird schnell deutlich, dass sobald Behandler in die Patientenrolle gehen müssen, weil sie selbst erkrankt sind, sich ebenso einem Krankenhaussetting ausgeliefert erleben wie andere Patienten. Allerdings beschreiben sich viele im Anschluss daran als offener und zugänglicher für eine Veränderung der Kommunikation. Am eigenen Leib Negativsuggestionen erfahren zu haben, sich gekränkt oder schlecht informiert zu erleben, bringt neue Erkenntnisse.

Diese werden idealerweise dann in Personalschulungsideen und kommunikative Veränderungen umgesetzt.

Praktischer Tipp: Fragen Sie regelmäßig in Ihrem Team nach eigenen Krankheits- oder Krankenhauserfahrungen. Dies setzt natürlich ein vertrautes Miteinander und Einhaltung der Schweigepflicht voraus. Nur das alleinige Berichten eigener Krankheits- und damit verbundener Kommunikationserfahrungen aktiviert in der Regel eine Erhöhung der Empathie der Beteiligten für die Patienten.

1.3.3 Vermeidung von Negativsuggestionen

Prof. Dr. Ernil Hansen hat als leitender Anästhesist einer Universitätsklinik sehr eindrücklich und ausdauernd vor Negativsuggestionen während jeglicher Interventionen gewarnt. Dabei muss davon ausgegangen werden, dass sich Patienten während einer Ausnahmesituation (Notfälle, Krisen, Operationen, auch lokale Eingriffe) unwillkürlich in natürliche Trancezustände begeben. Typisch für diesen natürlichen Trancezustand sind die fokussierte Aufmerksamkeit und die erhöhte Suggestibilität. Dabei kann ein Patient alles, was er sieht und hört begierig in sich aufnehmen und wortwörtlich auf sich beziehen - deswegen können belanglose Gespräch so gefährlich sein. Ein Trancezeichen ist v. a. die *fokussierte Aufmerksamkeit,* durch die der Patient alles, was er sieht und hört, begierig aufnimmt und teilweise wortwörtlich auf sich bezieht – weswegen belanglose Gespräche so gefährlich sein können –, und durch eine stark *erhöhte Suggestibilität,* d. h., dass Worte, die innere Bilder aktivieren, leichter und stärker als gewöhnlich psychische und körperliche Veränderungen auslösen. Ein Trancezeichen ist das *wortwörtliche, konkrete Verstehen.* Das kann zu ernsthaften Missverständnissen führen, weil Patienten in diesem Zustand weder Ironie, noch Rationalität oder Verkleinerungen verstehen. Entsprechend vermindert ein „Sie brauchen keine Angst zu haben!" oder „Sie müssen sich nicht aufregen!" oder „Machen Sie sich keine Sorgen" die Angst nicht und wirkt genauso wenig entspannend wie beispielsweise die Durchsage im Flugzeug „Es besteht kein Grund zur Panik". Stattdessen bleiben starke, negative Bilder: „Angst" und „Sorgen" oder „Aufregung". Drastische Worte, die starke Negativbilder hervorrufen, wie „Gevatter Tod wollte Sie holen" oder „Ihr Herz ist wie ein ausgelatschter Fußball" sollten vermieden werden. Sie können die beabsichtigte Entlastung durch Ankündigung einer notwendigen, schmerzhaften Manipulation und mitleidsvolle Äußerungen zunichtemachen." [1].

Die Kommunikation im Krankenhaus (und auch in Arztpraxen) ist voll von Negativsuggestionen, die gut gemeint sind und völlig unbeabsichtigt das Gegenteil bewirken von dem, was sie ursprünglich beabsichtigen wollten. Folgende Beispiele sind alle gut gemeint im Sinne der formalen Patienteninformation und Anspruch an sich selbst, dem Patienten zu erklären, was passieren wird. Wenn sie aber wortwörtlich und konkret verstanden werden, bekommen sie in der Regel eine bedrohliche Konnotation:

Wir verkabeln Sie jetzt (in der Einleitung), wir legen Sie jetzt um (auf einen andere Station), Achtung Schuss (als Vorwarnung der Röntgenaufnahme), das tut immer höllisch weh, Achtung, jetzt kommt der Piecks, Stich, Schmerz, das Brennen (als gut gemeinte mentale Vorbereitung auf Schmerzen), die ersten Tage werden Sie sich wie gerädert fühlen, wie vom Bus überrollt fühlen, an sowas stirbt man nicht so schnell, Medikament XY ist ein Teufelszeug, wenn Sie das überlebt haben, kommen Sie wieder zurück auf diese Station ... Zech et al. haben eine erschreckende Liste von möglichen Negativsuggestionen publiziert, die in Tab. 1.2 aufgelistet sind.

Tab. 1.2: Beispiele für Negativsuggestionen [1].

Verneinung wirkt nicht	„Machen Sie sich keine Sorgen." (der Patient hört „Sorgen")
Unsicherheiten	„Versuchen Sie, die Medikamente regelmäßig einzunehmen." (Wieso nur versuchen?)
unnötige Fragen	„Merken Sie schon was?" (Verstärkt die Aufmerksamkeit auf die Prozedur)
suggestive Fragen	„Ist Ihnen schon übel?" „Ist Ihnen wirklich nicht übel?" (Die Übelkeit wird so besonders suggeriert)
zu starke Bilder	„Das brennt jetzt mal was." „Ihre Wirbelsäule ist ein Trümmerhaufen." Ihr Herz ist Schrott." (Solche Bilder prägen sich besonders intensiv ein.)
wortwörtliches Verstehen	„Wenn Sie Schmerzen haben, können Sie sich ja rühren." (Und der Patient liegt stocksteif im Bett und rührt sich nicht, weil er keine Schmerzen hat)
Missverständnis	„Der Befund ist negativ." (Negativ bedeutet hier natürlich, dass kein pathologischer Befund vorliegt, der Patient hört nur „negativ" im Sinne von schlecht.)
Fachjargon	„Giftschrank" „Kühlkammer" „Verkabeln"
falsche Ebene	„Entspannen Sie sich halt."
Fehlinformation	„Wir geben Ihnen eine Spritze und dann spüren Sie nichts mehr."
Lügen	„Das tut gar nicht weh." Das dauert nicht lange." „Wir sind gleich fertig."
Beschönigen, Verschweigen	„Es ist alles gut." (Wenn alles gut wäre, bräuchte es keinen Eingriff)
direkte Suggestion	„Sie sind ein Risikopatient!" (Schwerer Noceboeffekt zu vermuten!)
unbedachte Gespräche	(z. B. über eine Fußballmannschaft) „Die werden es wieder nicht schaffen."
nonverbal	Hochziehen der Augenbraue bei Röntgenbildbetrachtung
Ausweglosigkeit	„Immer ..."
verordnete Passivität	„Lassen Sie uns nur machen!"
mangelndes Teamverständnis	„Ach, *der* Chirurg schon wieder!"
fehlende Empathie	„Herzschmerzen? Ihr EKG ist aber ganz in Ordnung"
gestörte therapeutische Beziehung	(Patient:) „Ich fühlte mich absolut alleine"

Wirklich wichtig ist es, sich dieser Negativsuggestionen im eigenen Arbeitsumfeld bewusst zu werden und als allerersten Schritt zu versuchen, diese zu vermeiden. Wer seine Ohren genau spitzt (und somit die eigene Aufmerksamkeit fokussiert), wird bald in seinem Umfeld viele dieser Negativsuggestionen wahrnehmen (müssen). Ganz besonders bedeutsam ist es, während eines invasiven Eingriffs auf Negativsuggestionen zu verzichten. Hier ist die Patientenaufmerksamkeit besonders auf das wortwörtliche Verstehen der Kommunikation fokussiert. Negativsuggestionen können im Sinne des Noceboeffekts ernsthaften Schaden anrichten. Christopher Baethke beschreibt den Noceboeffekt als „böser Bruder des Placebos. Abgeleitet vom lateinischen nocere (schaden) und in Gegenüberstellung zum Begriff Placebo (ich werde gefallen) bedeutet Nocebo „Ich werde schaden". Und so wie der Ausdruck Placebo-Effekt die positive Wirkung einer Scheinbehandlung bezeichnet, meint Nocebo-Effekt deren negative Folgen. Die Bedingung für seine Entstehung ist also das Wissen um etwaige schädliche Auswirkungen einer Therapie, der man sich zu unterziehen glaubt." ([5] S. 110).

Praktischer Tipp: Achten Sie eine Woche ganz gezielt auf direkte und indirekte Negativsuggestionen in Ihrem medizinischen Umfeld. Versuchen Sie, innerlich stattdessen eine positive Suggestion zu formulieren. Also, wenn Sie hören „Sie brauchen keine Angst zu haben", denken Sie für sich z. B. „Sie können sich ganz ruhig und sicher fühlen". Sprechen Sie diese positive Formulierung noch nicht laut aus, wer will schon als permanenter Besserwisser erlebt werden. Es geht im ersten Schritt darum, eigene positive Suggestionen für sich selbst flüssig und spontan zu formulieren.

1.4 Grundlagen der Hypnokommunikation

1.4.1 Der natürliche Trancezustand

Der natürliche Trancezustand tritt bei jedem Menschen zyklisch spontan auf, oft mehrfach am Tag. Dies sind Momente, in denen die Aufmerksamkeit sich nach innen wendet, die Gedanken abschweifen, Emotionen hochsteigen, innere Bilder lebendig werden und man einen „abwesenden" Eindruck macht. Wer in der Bahn sitzt und beobachtet, wie Menschen nach draußen aus dem Fenster schauen und dabei einen nach innen gekehrten Eindruck machen und dann diesen Menschen mit der Frage stören würde, was er gerade draußen sieht, würde meist ein „ach, ich war mit meinen Gedanken ganz woanders und habe die Zeit ganz vergessen" bekommen und wäre Zeuge eines natürlichen Trancezustandes. Dieser natürliche Trancezustand stellt einen besonderen Bewusstseinszustand mit mehr bildhaften und weniger rationalem Verständnis dar. Der Zustand ist durch eine veränderte Wahrnehmung, Kognition und Reaktion auf Suggestionen sowie durch Aktivierungen und Deaktivierungen in ganz spezifischen Hirnarealen gekennzeichnet. Entgegen der langläufigen Meinung, dass Trance ein in die Willenlosigkeit führender Dämmerzustand sei, gehört dazu eine *fokussierte Aufmerksamkeit*, bei der man seine Umgebung sehr konzentriert wahrnimmt, besonders alles, was eine persönliche Bedeutung haben könnte [6]. Andere Umgebungshinweise werden oft dabei ausgeblendet. Ähnlich wie bei einer Taschenlampe fokussiert sich die Aufmerksamkeit auf einen ganz bestimmten Punkt, während andere Reize ausgeblendet werden und in den Hintergrund treten, teilweise gar nicht mehr wahrgenommen werden. In Trance ist die Aufmerksamkeit also auf einen bestimmten Punkt nach innen fokussiert, das assoziative Denken tritt in den Vordergrund, unbewusste und unwillkürliche Bilder und Erinnerungen tauchen auf und das logische Denken tritt gegenüber einer Akzeptanz von logischen Inkonsistenzen kurzfristig zurück. Auf der körperlichen Ebene verändert sich je nach Entspannungs- oder Aktivierungstrance Hemmung oder Erregung der Stressachse.

Praktischer Tipp: Gönnen Sie sich in Ihrem beruflichen Alltag Ihre natürlichen Trancezustände. Nehmen Sie sich z. B. eine 90-Sekunden-Auszeit, holen einmal tief Luft, atmen entspannt aus, schließen die Augen und stellen sich dazu ein inneres Bild der Entspannung vor. Beamen Sie sich dazu in Gedanken an den Strand, auf den Heuboden, in die Kinderschaukel oder an genau den Ort, der Ihnen selbst guttut.

In ausgesprochenen Stresssituationen treten diese natürlichen Trancezustände vermehrt auf und können durch hypnokommunikative Elemente positiv genutzt werden. „Positiv Nutzen“ bedeutet dabei immer, diese im Sinne des Patienten zu nutzen und niemals für eigene Zwecke zu missbrauchen. Ein gutes Maß an Empathie, Freundlichkeit, Zugewandtheit und Hilfsbereitschaft sollten dabei die selbstverständliche Voraussetzung im Patientenkontakt sein. Hansen und Bejenke (2010) legen ganz besonderen Wert darauf, den Patienten im Trancezustand ernst zu nehmen, ihn nicht zu manipulieren oder zu belügen [7]. Wörtlich heißt es: „Dabei sind „Suggestionen“ nicht im Sinne von „dies suggeriert“, also in der Bedeutung von „etwas vortäuschen“, „falsche Versprechungen machen“, „austricksen“ gemeint, sondern im Sinne vom englischen „to suggest“, d. h. „eine Anregung geben“, „einen Vorschlag unterbreiten“, „eine Möglichkeit anbieten“. Insbesondere in der modernen Hypnotherapie nach Milton Erickson werden Suggestionen indirekt und permissiv gegeben“ (S. 202). Auch das Unbewusste des Patienten soll dabei immer eine freie Wahl behalten.

1.4.2 Hypnokommunikative Interventionen in der Lokalanästhesie

In Tab. 1.3 sind mögliche hypnokommunikative Interventionen zusammengefasst, die während einer Lokalanästhesie eingesetzt werden können und sich im klinischen Alltag bewährt haben. Nachfolgend werden die einzelnen Interventionen und Suggestionen genauer erklärt und mit Beispielen verdeutlicht.

Die wichtigsten Wirkmechanismen positiver Suggestionen im Trancezustand werden im Folgenden kurz dargestellt. Dabei sind kursivgedruckte Texte als Formulierungsvorschläge für den Behandler zu verstehen; unterstrichene Worte sprechen indirekt das Unbewusste des Patienten an.

Tab. 1.3: Hypnokommunikative Interventionen zur Begleitung eines Eingriffs in lokaler Anästhesie.

Intervention (Kapitel)	Suggestion	Beispiel
1.4.2.1 Seeding	beiläufige Botschaften ans Unbewusste	bei der Begrüßung schon *Wohlbefinden* säen
1.4.2.2 Pacing	Verbalisierung von Schlüsselreizen	„ich sehe ihre Aufregung, und die ist ganz normal“
1.4.2.3 Leading	Führen .... zu mehr Entspannung, ... mehr Wohlbefinden	Begleitung der Atmung durch Schulterauflegen, siehe Anleitung
1.4.2.4 Utilisation	Nutzbarmachung ... medizinisches Equipment ist hilfreich	Monitor und Blutdruckmanschette zur Spannungsregulation nutzen, Drainage- und Infusionsschläuche als *„Fluss der Genesung“*, das Blubbern der Sauerstoffbrille erinnert an *Meeresrauschen*
1.4.2.5 Reframing	Umbewertung, veränderter Bezugsrahmen ... negative Gefühle als dem Heilungsprozess dienlich beschreiben	z. B. Druck unter dem Wundverband nach OP: Alles was die Chirurgen so wunderbar zusammengenäht haben, wächst nun von alleine zusammen. Ihr Herz/Lunge oder ... kann nun leichter, befreiter für Sie arbeiten; siehe Text Genesung Post-OP
1.4.2.6 Fokussierung	Aufmerksamkeit lenken ... Geräte und Geräusche dienen der Kommunikation mit uns und Ihrer Sicherheit	z. B. viele Töne verbinden sich zu einem Orchester der genesenden Sicherheit; z. B. je lauter und deutlicher die Maschinen mit den Behandlern sprechen, desto sicherer können Sie sich fühlen und desto intensiver geben alle auf Sie Acht
1.4.2.7 Dissoziation	Ort, Zeit, Körperteil	Fenster zählen: ggf. dann „safe place“
1.4.2.8 Metapher	Übertragende Bedeutung ... eigene Gefühle sind der Situation angemessen und erlaubt	z. B. Häuptlingsgeschichte bei Überlastung; siehe Abschnitt 1.7.3 z. B. Zwei Wölfe im Herzen bei emotionalen Konflikten in 1.4.2.8 Atembaum
1.4.2.9 Induktion und Rücknahme	Einführung und Vertiefung der Trance, Ausleitung	Siehe Abschnitt 1.4.2.9
1.4.2.10 safe place	Innerer Ruheort ... Ruhe, Entspannung, Sicherheit, Wohlbefinden	Ich könnte mir vorstellen, dass es einen Ort gibt, an dem Sie jetzt viel lieber wären, dann alle Sinnesmodalitäten ansprechen; siehe Text safe place
1.4.2.11 Genesung nach der OP	Zuversicht und Genesung fördern	Siehe Abschnitt 1.4.2.8.

1.4.2.1 Seeding

Wie ein Samen (to seed, säen) werden beiläufig Botschaften an das Unbewusste des Patienten gestreut, die dort aufgehen können. Dies kann gleich schon bei der Begrüßung des Patienten kurz vor dem Eingriff geschehen:

„Guten Tag, mein Name ist Doktor XY und ich bin heute für Ihr *Wohlbefinden* da. Nebenher mache ich natürlich die Schrittmacherimplantation, die Magenspiegelung, etc auch noch, aber in erster Linie würde ich mich freuen, wenn Sie sich *ganz sicher und wohl bei mir fühlen* würden. Wir alle hier achten gut auf Sie, wir kümmern uns um Sie, während Sie mal gar nichts machen müssen, außer sich *vielleicht wohlfühlen und gut aufgehoben*. Ist das nicht schön? Sie müssen gar nichts machen, Sie dürfen sich *innerlich mehr und mehr zurücklehnen* und uns *ruhig* machen lassen, während Sie so richtig faul sein dürfen und sich *behaglich* einkuscheln und *sicher* fühlen. Sie können *ruhig* schon mal anfangen mit dem *Wohlfühlen*, während wir uns noch ein bisschen vorbereiten.

1.4.2.2 Pacing

Pacing (angleichen, spiegeln, mitgehen) bedeutet zunächst ein sich Einfühlen, Mitgehen oder „Einschwingen, Einlassen“ auf den Patienten. Pacing kann auf verbaler und nonverbaler Ebene stattfinden. Verbales Pacing schließt Aspekte von Empathie und Verbalisierung emotionaler Erlebnisinhalte aus der Gesprächspsychotherapie ein und besteht im Aufgreifen, Wiederholen und Zitieren von Begriffen, Schlüsselworten und Metaphern des Patienten [8]. Auch das Eingehen auf Bewegungen oder paraverbalen Mitteilungen (Mimik, Räuspern) gehört zum Pacing. Gutes, passgenaues Pacing führt zu einer Ja-Haltung des Patienten (Yes-Set). Dreimal sollte in der Regel ein Pacing durchgeführt werden (und der Patient dreimal entweder verbal oder nonverbal ja sagen/nicken/zustimmen), bevor weiter zum Leading (1.4.2.3) gegangen wird. Beispiel: *„Sie liegen hier und sind ein bisschen aufgeregt (ja ...). Es ist total normal, ein bisschen aufgeregt zu sein, wenn man etwas Neues erlebt (ja ...). Alle sind aufgeregt und gespannt, wenn sie etwas Neues erfahren oder Ausprobieren (ja ...). Und für Sie ist die Schrittmacherimplantation/die Bronchioskopie/die Magenspiegelung nichts Alltägliches sowie für mich, sondern eine Ausnahme (genau ...). So kommt es, dass Sie im Moment ein bisschen aufgeregter sind als ich, und das ist auch gut so (genau ...).*

Oder Beim Atem-Pacing lädt man den Patienten ein, einmal tief Luft zu holen, kurz anzuhalten und dann lang auszuatmen und etwas ruhiger weiter zu atmen. Jedes Mal, wenn der Patienten dann wieder einatmet, spricht man zeitgleich *„...und wieder ein“*... und jedes Mal, wenn er ausatmet *...und wieder lang aus ....* Man begleitet und kommentiert sozusagen das Atmen des Patienten. Besonders wirkungsvoll ist es, wenn man dabei die Hand leicht und locker auf die Schulter des Patienten legt. Und jedes Mal, wenn der Patient ausatmet, drückt man dann ganz leicht die Schulter genauso lange wie der Patient ausatmet. Wenn man einige Atemzüge des Patienten auf diese Art und Weise begleitet, (der Patient atmet ein, der Behandler kommentiert das zeitgleich mit „... *und ein* ...“, der Patient atmet aus, der Behandler kommentiert das mit „... *und aus*“ und drückt zeitgleich sanft die Schulter) wird man unwillkürlich sich mit der eigenen Atmung an die Atmung des Patienten anpassen, die Atmung sozusagen synchronisieren. Dieser Prozess stärkt die unbewusste Bindung zum Patienten und entspannt beide.

1.4.2.3 Leading

Beim Leading (führen, hinführen) geht es darum, direkt nach dem Pacing eine erste kleine Richtungsänderung einzuleiten, eine zielführende Suggestion einzustreuen oder auf eine veränderte Wahrnehmung hinzuweisen. Beispiel: *„Und während Sie hier liegen, können Sie für mich mal etwas Neues ausprobieren. Richten sie doch mal Ihre Aufmerksamkeit auf Ihre Nase. Spüren Sie mal, wie etwas kühlere Luft in Ihre Nase strömt beim Einatmen und etwas wärmere Luft durch die Nase strömt beim Ausatmen. Sie müssen wieder mal gar nichts machen, sondern spüren einfach nur, wie Luft durch Ihre Nase fließt. Und wenn Sie mögen, dann nehmen Sie wahr, wie beim Ausatmen etwas Spannung aus ihnen mit hinausströmt. Einfach nur hier liegen und entspannt durch die Nase atmen, so kann man schon ein wenig Ruhe finden.“*

Beim Atemleading würde man nach oben beschriebenen Atem-Pacing nun in der Form weiter in die Entspannung führen, in dem man das Ausatmen etwas mehr betont wie z. B. „... *und wenn sie ihre innere Aufmerksamkeit besonders auf das Ausatmen, das Loslassen richten, dann können Sie mehr und mehr fühlen, wie entspannend so eine Ausatmung sein kann. Einfach etwas länger ausatmen, wie wohltuend das sein kann* ...“ und dabei die Schulter etwas länger drücken als zuvor, sozusagen den Ausatmungsprozess durch einen etwas längeren Schulterdruck auch verlängern. Unwillkürlich wird der Patienten dann etwas länger ausatmen. Eine etwas längere Aus- als Einatmung simuliert die Schlafatmung und ist Basis einer jeden Entspannungsatmung.

Praktischer Tipp: Üben Sie mit einem netten Menschen das Atempacing und Atemleading mit der Hand auf der Schulter. Am besten zunächst in einem bequemen Sessel mit Lehne oder gemeinsam auf einem Sofa. Sie legen die Hand auf die Schulter ihres netten Menschen und atmen mit ihm zusammen, wobei Sie die Ausatmung des Netten mit ihrer Hand ganz leicht drückend unterstützen. Beim Leading etwas länger drücken beim Ausatmen wie oben beschrieben. Tauschen Sie Ihre Erfahrungen gerne später im Anschluss miteinander aus, beim Atmen Pacing und Leading lieber nicht sprechen, sondern nur ruhig atmen.

1.4.2.4 Utilisation

Die Utilisation („Nutzbarmachung“) umfasst alle Eigenschaften des Patienten und der Umgebung, die zur Erreichung eines therapeutischen Zieles genutzt werden können. Dabei können Charaktereigenschaften, persönliche Lernerfahrungen und auch das medizinische Equipment nutzbar gemacht werden.

Beispiel bei Patienten, die angespannt sind und aufgeregt zittern, also

Utilisation der Aufregung: *„Natürlich sind Sie aufgeregt und angespannt, das kann ich gut verstehen. Spannen Sie noch mal den Teil des Körpers kurz an, der das ganz besonders gut kann, Spannung und Aufregung zeigen. Etwas ganz Normales zeigen und dabei deutlich machen, wie es einem geht, ist etwas Wunderbares. Und genauso kann Ihr Körper noch mehr zeigen. Wenn Sie sich zurückerinnern, dann haben Sie sicherlich eine ganz gute eigene Art, sich zu entspannen. Manche Menschen Entspannen bei einem Waldspaziergang, manche bei einem guten Buch, manche bei der Vorstellung, am Meer zu liegen. Was ist bislang Ihre ganz besondere Art, sich wohlzufühlen, sich innerlich zurückzulehnen und sich zu entspannen? Welcher Teil des Körpers kann denn das besonders gut? Vielleicht kann dieser Teil dem restlichen Körper helfen, sich auch etwas wohler zu fühlen. Einfach mal neugierig sein, wie die Entspannung rüber wandert, so dass so langsam und mehr und mehr der Körper zur Ruhe finden kann. Ist das nicht wunderbar, dass Ihr Körper sich selbst auch helfen kann."*

Utilisation der Blutdruckmanschette: *„Und je fester die Blutdruckmanschette den Blutdruck prüft und uns hilft, gut auf Sie zu achten, desto tiefer breitet sich die Entspannung im restlichen Körper aus. Unser Körper kann ganz vieles gleichzeitig, Ruhe und Anregung spüren, Druck und Entspannung wahrnehmen, Heilung und Genesung zulassen. Und Sie können sich weiter innerlich entspannen und spüren, wie Druck kommt und geht, Entspannung tiefer und tiefer wird und Sie sich mehr und mehr wohlfühlen."*

Utilisation des Monitors: *„Und vielleicht nehmen Sie im Hintergrund die Piep Geräusche des Monitors wahr, der uns hilft, gut auf Sie zu achten, der mit uns seine besondere Sprache spricht, während Sie sich tiefer und tiefer in die Entspannung gleiten lassen, wohlwissend, dass im Hintergrund Mensch und Maschine miteinander kommunizieren zu Ihrem optimalen Wohlbefinden."*

Utilisation von Drainagen und Infusionsschläuchen: *„Und die ganze Zeit befindet sich Ihr Körper im Fluss der Genesung, wobei ihm die verschiedenen Schläuche dabei helfen können. Was der Körper nicht mehr braucht, kann durch Schläuche wunderbar abfließen, ganz von alleine und wie selbstverständlich fließt genau so viel ab, wie nicht mehr gebraucht wird. Und das, was ihm im Moment gut hilft, fließt helfend hinein, wie von alleine und selbstverständlich, so dass alles im guten Fluss und Gleichgewicht ausgewogen fließen kann, während Sie gar nichts machen müssen, wie angenehm das ist."*

Utilisation des Blubberns der Sauerstoffmaske: *„Und vielleicht hören Sie das sanfte Blubbern der Sauerstoffgabe. Viele Menschen fühlen sich dabei an das Meeresrauschen erinnert, wie das Wasser so leise vor sich hinmurmelt, Wellen kommen und gehen und ein leichtes, gleichbleibendes Rauschen an die Frische des Meeres erinnert. Die Luft am Meer ist oft ganz frisch und sauerstoffreich, es atmet sich einfach freier am Meer und auch Sie können jetzt mehr und mehr ganz leicht und frei die frische Luft einatmen."*

1.4.2.5 Fokussierung

Bei der Fokussierung wird der Patient eingeladen, die Aufmerksamkeit gezielt zu lenken oder in eine Richtung zu bringen mit dem Ergebnis, dass diese von einem anderen Reiz abgelenkt wird. Wer z. B. sehr in die spannende Geschichte seines Buches vertieft ist, kann schon mal eine Türglocke „überhören". Diese Fokussierung kann im medizinischen Alltag, vor allem bei der Vorbereitung auf den lokalen Eingriff, gut genutzt werden.

Wenn man mit dem Patienten spricht und währenddessen ein Geräusch laut stört (Piepen der Geräte, Vorbeirollen des Essenwagens, kichernde Kollegen auf dem Gang), dann heben die meisten Menschen die Stimme, um das Geräusch zu übertönen. Wenn man stattdessen die Stimme nicht erhebt, sondern in der gleichen Lautstärke weiterspricht, erhöht man automatisch die Aufmerksamkeit des Patienten auf die eigene Stimme. Der Patient konzentriert sich mehr auf den Sprecher, fokussiert also die Aufmerksamkeit auf den Behandler und blendet vielleicht sogar das Störgeräusch aus.

Auch kann ein Bild in das Sichtfeld des Patienten angebracht werden, dass explizit zur Fokussierung einlädt. Es bieten sich dafür Mandalas an. Diese sind neutral gehalten, wirken freundlich und sind geschlechtsunspezifisch. Konkrete Bilder können auch negative Assoziationen hervorrufen. Wer sich zum Beispiel am Strand verloren vorkommt oder beim Waldspaziergang immer mit dem Partner streitet, wird eher negativ auf solche konkreten und für viele Menschen eigentlich entspannenden Bilder reagieren. Anbei ein Beispiel aus der Narkoseeinleitung des HDZ-NRW in Bad Oeynhausen. Das Mandala wurde über dem Kopf des Patienten angebracht, der Patient wird einfach nur eingeladen, es sich in Ruhe zu betrachten, während alle ihre Arbeit machen. In Abb. 1.1 ist die Positionierung des Mandalas an der Decke zu sehen.

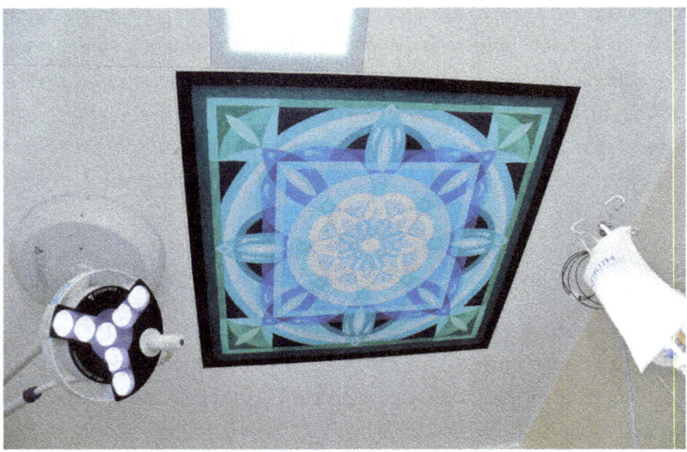

Abb. 1.1: Mandala an der Decke der Narkoseeinleitung im HDZ NRW. Foto: Armin Kühn.

1.4.2.6 Reframing

Reframing (von „reframe“ = neu rahmen, das Bild, den Eindruck in einen neuen Rahmen setzen, in einen anderen Kontext bringen) bezeichnet eine Technik, alte Zusammenhänge in einen neuen Rahmen zu bringen um damit eine ganz neue Sichtweise zu bekommen. So kann ein neues Bild entstehen und der Patient öffnet sich für weitere neue Erfahrungen. Im weitesten Sinne können so Symptome zu Ressourcen genutzt werden. Wenn z. B. Patienten Todesängste beschreiben im Rahmen von operativen Eingriffen mit sehr geringem Risiko, wollen sie in der Regel diese Ängste „weghaben“, weil sie sie als sehr störend erleben. Wenn ihnen allerdings zurückgemeldet wird, dass ihre starken Ängste ein Symbol für ihren starken Lebenswillen sind, dann fällt es ihnen in der Regel leichter, diese anzunehmen und bei sich selbst zu würdigen. *„Wer starke Angst hat, hat einen starken Lebenswillen, der genießt sein Leben, der hängt am Leben, der freut sich jeden Tag, dass er leben darf. Diese Freude ist tief bei Ihnen verankert und wie schön ist das, sie zu spüren. Ihre Angst erinnert Sie an Ihre Lebensfreude.“*

Auf diese Weise bekommt die Angst einen neuen Bezugsrahmen.

Nach dem Eingriff kann der Verband und das Spüren der Wunde „reframed“ werden als Beginn der Genesung. *„Alles was ich jetzt so schön zusammengenäht habe, wächst nun von alleine zusammen. Das macht Ihr Körper von ganz alleine, da muss ich nichts mehr machen und Sie auch nicht. Wenn Sie den Verband oder etwas Druck spüren, dann wissen Sie, dass Ihr Körper schon mit der Heilung begonnen hat.“* (siehe Sondertext Genesung post-OP).

1.4.2.7 Dissoziation

Während wir Menschen in der Assoziation verbunden sind mit verschiedenen Aufmerksamkeitsinhalten (diese treten also in den Vordergrund), sind wir in der Dissoziation abgespalten oder getrennt von ihnen (sie treten also in den Hintergrund). Nach Benaguid und Schramm (2016) wird „Dissoziation also nicht im psychopathologischen Sinne verstanden. Ist eine Person hochfokussiert und damit assoziiert mit dem inneren Erleben, heißt dies zugleich, dass sie dissoziiert von etwas Anderem, z. B. von Reizen im Außen, ist." ([9] S. 37) Das Abspalten oder Abtrennen von äußeren Reizen kann gut während der Lokalen Anästhesie genutzt werden. Dazu können Sie Ihre Patienten einfach aus dem Zusammenhang heraus wie folgt fragen: *„Ich habe jetzt mal eine besondere Frage an Sie: Wieviel Fenster haben Sie eigentlich in Ihrem Zuhause? Können Sie das bitte jetzt mal für mich herausfinden? Mich interessiert das total, finden Sie bitte jetzt mal heraus, wieviel Fenster Sie zuhause haben."* (Der Patienten dissoziiert dann in der Regel spontan in der Form, dass er die Augen schließt oder auf einen anderen Punkt schaut, in Gedanken in das eigene Zuhause geht, dort mental durch die Räume spaziert und dabei die Fenster zählt). Wenn der Patient Ihnen dann die Fensterzahl nennt, dann können Sie weitersagen: *„Sehen Sie, was Sie da gerade gemacht haben? Sie habe die Augen mal eben geschlossen (oder auf einen fernen Punkt geschaut), sind mit Ihrer inneren Aufmerksamkeit gerade von hier weggegangen, nach Hause spaziert, durch ihre Räume geflitzt und haben für mich Fenster gezählt. Super, wie Sie das können! Und so wie Sie gerade eben mit Ihrem inneren Auge, Ihrer Aufmerksamkeit durch Ihr Zuhause gegangen sind, können Sie jederzeit von hier weg an einen Ort gehen, der viel schöner ist als dieser hier, einen Ort, an dem sie sich sicher, wohl und geborgen fühlen ...Das können Sie jetzt auch machen, so wie gerade. Sie schließen die Augen (oder schauen auf einen fernen Punkt) und beamen sich in Gedanken dorthin, wo es viel schöner ist als hier, wo sie sich wohl, sicher und ganz geborgen fühlen ..."* (im Anschluss kann der Safe-place angeboten werden, siehe Kap. 1.4.2.7).

Praktischer Tipp: Einige Patienten können sehr spontan die Anzahl ihrer Fenster benennen, ohne in Gedanken durch ihr zu Hause zu laufen. Meist wissen sie es genau, weil sie diese immer putzen, neu anstreichen oder Fensterläden schließen müssen. Diese Patienten schickt man dann in Gedanken nach Hause „Türen zählen".

1.4.2.8 Metaphern

Geschichten, Parabeln und Metaphern sind Teile der menschlichen Kultur und dienen neben dem reinen Unterhaltungswert immer auch dazu, direkte und indirekte Mitteilungen zu vermitteln. Kinder lieben Märchen, in denen eindeutig Böses bestraft und Gutes belohnt wird, die Ordnung der Welt als immer eindeutig erscheint. Auch im medizinischen Setting können Metaphern sinnvoll eingesetzt werden, um komplexe Zusammenhänge anschaulicher zu vermitteln und Kernbotschaften zu übertragen. Bilder, Symbole, Gleichnisse, Sprichwörter, Volksweisheiten, Märchen und Anekdoten regen neue Bilder an, binden die Aufmerksamkeit, helfen Widerstände zu umgehen, Ängste zu bewältigen, neue Ideen zu entwickeln [10]. Zudem erleben Patienten eine gute erzählte Geschichte oder eine passende Metapher als Geschenk oder als besondere kommunikative Aufmerksamkeit des Gegenübers. Während der Lokalanästhesie werden besonders gerne Metaphern als hilfreich aufgenommen, die die eigene Emotionalität während des Eingriffs aufnehmen und diese erlauben.

Grundsätzlich sollten die gewählten Metaphern/Geschichten immer einen positiven Schluss haben. Sie sollen, wenn möglich nah an der Erlebniswelt des Patienten anknüpfen. Wer von seinem Patienten weiß, dass dieser ein Gartenfan ist, kann Metaphern *des Jätens und Unkrautziehens* während einer Entfernung einer Geschwulst sprechen. Autofans sind zugänglich für Bilder wie *Turbo* oder *mehr PS* bei einer Schrittmacherimplantation. Putzteufel sprechen gut auf *Tiefenreinigung, wie mit einem Schwamm überall hin* bei einer Bronchoskopie an. Fußballfans freuen sich über *ein gutes Spiel, das läuft wie geschmiert, wo die Pässe hin und herfliegen und alles wie von selbst läuft* während einer Darmspiegelung.

Praktischer Tipp: Sammeln Sie für den spezifischen Eingriff, den Sie durchführen, möglichst viele verschiedene Metaphern. Lassen Sie sich gegebenenfalls durch ein Brainstorming in Ihrem Team unterstützen. So können Sie die unterschiedlichen Patientenvorlieben bestens bedienen.

Viele Patienten erleben sich ganz allgemein zwischen Hoffen und Bangen, Zuversicht und Sorge, Angst und Vertrauen. Diese kleine Geschichte ermutigt zur Selbstwirksamkeit.

Es war einmal ein alter Indianer, der sehr gerne Geschichten erzählte, vor allen seinen Enkeln und am liebsten am Lagerfeuer. Einmal war ein ziemlich stürmisches Wetter da draußen und die Erzählstunde wurde ins Tipi verlegt. Dort war es besonders gemütlich, ein kleines Feuerchen flackerte, und alle kuschelten sich ein bisschen näher zusammen. Ein kleiner vorwitziger Enkel fragte dann: „Opa, kannst Du uns eine richtig gruselige Geschichte erzählen?“ Und der Alte sagte nach einer Weile des Schweigens: „Weißt Du eigentlich, dass in Deinem Herzen zwei Wölfe wohnen?“ Huch, da hatte er den kleinen Vorwitzigen erwischt. „Einer der beiden Wölfe ist rachsüchtig, aggressiv und grausam. Er zeigt sich einsam, knurrig und zerstörerisch. Er will gewinnen und kennt kein Pardon. Tief in sich drinnen hat er Angst, aber die zeigt er keinem. Der andere Wolf hingegen ist liebevoll, sanft und mitfühlend. Er behält den Überblick, sorgt sich um das Rudel und bleibt geduldig. Er verströmt Liebe, Achtung und Zärtlichkeit. Er hat auch Angst, aber er teilt sie im Rudel und fühlt sich geborgen. Und diese beiden Wölfe kämpfen die ganze Zeit miteinander.“ „Und? Welcher der beiden gewinnt denn?“ fragt der Junge. Da sagte der Alte: „Der Wolf, den Du fütterst.“.

Patienten, die ein hechelndes Atemmuster aufzeigen oder vor Aufregung tachypnoeisch sind, könnten von der Metapher des Atembaums profitieren.

„Atembaum“ (nach Impulsen von Ulrich Freund): *„Manchen Menschen hilft es, sich beim Atmen einen großen Baum vorzustellen. Und wenn Sie mögen, stellen Sie sich auch Ihren großen Baum vor mit einem kräftigen Stamm und einer weiten, ausladenden grünen Krone mit vielen grünen Blättern daran. Ihr Blick wandert den Stamm entlang, schaut sich in Ruhe die Musterung der Rinde an und öffnet sich dann für die große weite grüne Baumkrone. Groß und weit. Ein Baum atmet auch. Bäume werden gerne die Lunge der Natur genannt. Der Baum atmet mit seinen kräftigen grünen Blättern. Die Blätter nehmen sich Kohlenstoff aus der Luft und verwandeln ihn in Sauerstoff. Sie atmen Kohlenstoff ein und Sauerstoff aus. Ruhig und regelmäßig und fast unauffällig atmet ein Baum. Und wenn Sie mögen, stellen Sie sich vor, wie Ihr Baum für Sie atmet. Er schenkt Ihnen Sauerstoff, den Sie zu sich nehmen beim ruhigen Einatmen. Und Sie atmen dann Kohlenstoff aus als Verbrauchtes. Und diesen Kohlenstoff nimmt sich Ihr Baum wieder und verwandelt ihn in Sauerstoff. Den Sie sich dann wieder beim Einatmen frisch nehmen. So atmen Ihr Baum und Sie gemeinsam im Kreislauf der Natur. Daran erinnert uns das Atmen. Jeder steht für sich und ist ein Ganzes für sich und jeder ist ein Teil der Natur. Ich bin ein Teil des Kreislaufs der Natur. Ich stehe für mich und atme ruhig und regelmäßig voller Vertrauen in meine Natur. Und immer wenn es angenehm ist und gut passt, lassen Sie das Bild Ihres Baumes vor Ihrem inneren Auge entstehen. Und atmen Sie zusammen mit Ihrem Baum. So kann ruhig und in Ihrem Tempo das Vertrauen in die Natur und die Natürlichkeit des Atmens wieder wachsen.“*

1.4.2.9 Tranceinduktion und Rücknahme

Wie oben beschrieben befinden sich die meisten Patienten in einem natürlichen Trancezustand und eine Tranceinduktion (Einführung der Trance) ist nicht unbedingt notwendig. Der Vollständigkeit halber wird an dieser Stelle aber eine mögliche Tranceinduktion vorgestellt, die mit ruhiger, entspannter Stimme vorgelesen werden kann. Die Ansprache in der Tranceinduktion, der Trancerücknahme und einigen Trancetexten ist in der Regel ein „Sie“ und zeigt so den Respekt vor dem Patienten. Wenn im Text auf ein „Du“ gewechselt wird, wird eher das Unbewusste direkt angesprochen. So erklärt sich die inkonsistent Ansprache und der Wechsel zwischen Sie und Du.

Tranceinduktion

Sie haben es sich in Ihrem Bett/auf Ihrer Liege gemütlich gemacht, Sie können sich nun ausruhen, machen Sie es sich dort bequem, ruckeln sich ruhig noch ein wenig zurecht, wenn Sie mögen, um es sich noch bequemer zu machen. Richten Sie zunächst Ihre Wahrnehmung zum Klang meiner Stimme hin, wenn ich spreche, und zum Erleben der inneren Wachsamkeit und Stille in Ihnen, wenn ich aufhöre zu sprechen. Nehmen Sie ruhig noch einmal Geräusche wahr, im Raum, von draußen, oder wo immer sie auch herkommen mögen, und experimentieren für einen Moment damit, sie einmal nur als Geräusche wahrzunehmen, ohne sie zu benennen, zu bewerten und ohne ihre Quelle ausfindig zu machen. Geräusche kommen und gehen und Sie gehen mehr und mehr in Ihren inneren Raum. Und mit geschlossenen Augen richten Sie die Wahrnehmung weiter nach innen und vielleicht genießen Sie die innere Abgeschlossenheit als eine angenehme Ruhe. Wahrnehmungen aus anderen Bereichen Ihres Körpers sind nach wie vor anwesend, aber Sie geben jetzt einmal ganz bewusst der Aufmerksamkeit nach Innen den Vorrang. Nach innen, auf Ihren Atem. Und während die Augen sich fester und fester schließen, spüren Sie, wie Ihr Atem seinen Rhythmus findet in einer inneren Begleitung, ganz von allein, einen Rhythmus, den der Körper von selber findet, während Sie spüren, dass Sie loslassen von den Ereignissen des Tages, Spannungen loslassen mit einer Haltung der Neugierde, ausprobieren was möglich ist; stellen Sie sich vor, wie Entspannung und Ruhe sich allmählich ausbreitet und von dem Körperteil, der jetzt schon angenehm entspannt und schwer ist, hin zu den Körperteilen fließen kann, die Entspannung brauchen können, und zu spüren, wie die angenehme Schwere sich ausbreitet, und immer tiefer zu genießen, sich mehr und mehr wohl und schwer und warm fühlen und der eigenen inneren Aufmerksamkeit vertrauen.

Trancerücknahme

Eine Rücknahme der Trance sollte auf jeden Fall durchgeführt werden, um den Patienten in die volle Orientierung zurückzuführen und wieder klar im aktuellen Setting ankommen zu lassen. Die letzten beiden Zeilen sollten mit etwas lauterer Stimme und mehr Aufforderungscharakter ausgesprochen werden.

Und so langsam können Sie aus ihrem Erleben, wo auch immer sie gerade waren wieder zurückkommen

Sie können langsam wieder zurückkommen
in all der Zeit, die Sie dazu brauchen
und die Sie sich nehmen können
wie Ihr Unbewusstes all die Entspannung und Ruhe mitnimmt,
die es braucht beim Zurückkommen
und jeder hat so seine Art, wieder zurückzukommen
ausgeruht und erfrischt zurückkommen
der eine hört meine Stimme jetzt wieder deutlicher
der andere nimmt den Raum hier wieder deutlicher wahr
der nächste spürt das Bett/die Pritsche wieder deutlicher
und das Bedürfnis entsteht sich zu strecken und zu drehen,

und sich frisch und ausgeruht zu fühlen, und dann noch einmal ganz tief Luft holen, die Hände zu Fäusten ballen, einmal feste recken, strecken, gähnen und ganz erfrischt und ausgeruht die Augen öffnen [11].

1.4.2.10 „Safe place“

Der Safe place dient als ein Ort der inneren Ruhe, ein Ort des Wohlfühlens und der Geborgenheit. Diese Intervention bietet sich besonders bei Patienten an, die sehr aufgeregt sind, sich schnell aus der Ruhe bringen lassen, jede Störung registrieren und vielleicht auch schon andere Eingriffe unter lokaler Anästhesie als belastend erlebt haben.

Ich möchte gerne Ihr Wohlbefinden hier bei uns vertiefen.

Und ich möchte Sie dazu nun einladen, einmal in der Vorstellung an einen ganz besonderen Ort zu gehen,

an einen Ort der Ruhe,

einen Ort, an dem Sie sich ganz und gar wohlfühlen, ein Wohlfühlort.

Das kann ein realer Ort sein, an dem Sie schon einmal gewesen sind,

eine angenehme Erinnerung, zum Beispiel an einen Urlaub,

es kann aber auch ein Ort sein in Ihrer Vorstellung,

so wie wir in unseren Träumen an Orte reisen;

ein Ort, an dem Sie sich ganz geborgen und wohl und sicher fühlen.

Seien Sie neugierig, welche angenehmen Bilder und Empfindungen da auftauchen,

oder Impulse an Ihrem Wohlfühlort.

Und prüfen Sie, wie es Ihnen dort geht.

Wenn etwas noch nicht stimmt, dann verändern Sie es in Ihrer Vorstellung,

denn in unsrer Vorstellung können wir alles so verändern wie wir es möchten und brauchen,

damit wir es als angenehm und gut empfinden,

und dann spüren Sie einmal mit all Ihren Sinnen, wie sich das anfühlt, an Ihrem Ort zu sein.

Was sehen Sie? Welche Farben, welche Formen? Wie ist die Landschaft?

Welche Klänge und Geräusche können Sie hören? Einfach mal lauschen und neugierig sein ... wie angenehm das schon ist. Vielleicht nehmen Sie Gerüche und Düfte wahr?

Und spüren Sie auch einmal, wie sich Ihr Körper anfühlt an diesem Wohlfühlort;

vielleicht berühren Sie etwas, spüren Sie etwas auf Ihrer Haut,

vielleicht die Wärme der Sonne, oder den Wind, wie eine angenehme Berührung oder vielleicht etwas ganz Anderes, und nehmen Sie ihren Körper wahr, ganz behutsam und entspannt.

Lass Sie sich von der Ruhe und Kraft Ihres Ortes durchströmen.

Nehmen Sie die einzelnen Eindrücke und Empfindungen wahr.

Lassen Sie den Ort ein wenig auf sich wirken,

und spüren Sie, dass es Ihnen gut tut dort zu verweilen.

Und wenn Sie mögen, dann können Sie auch eine Verbindung zu Ihrem Ort herstellen.

Damit Sie auch nach der Übung jederzeit ganz leicht an Ihren Ort zurückkehren können,

lade ich Sie ein, sich in Ruhe umzuschauen und einen kleinen Gegenstand zu entdecken, den Sie ganz leicht in Ihre Hand nehmen und einstecken können, einen Gegenstand, der Sie an Ihren Wohlfühlort erinnert. Schauen Sie sich in Ruhe um und stecken dann diesen Gegenstand ein. Einen Gegenstand, der es Ihnen erleichtert, jederzeit wieder an Ihren Wohlfühlort zurückzukommen.

Und im Alltag kann es oft hilfreich sein, sich diesen Wohlfühlort vorzustellen.

Sich eine kleine Pause zu gönnen.

Und verweilen Sie noch ein bisschen an Ihrem Ort, lassen Sie ihn auf sich wirken, Ruhe und Entspannung.

Insgesamt kann die hypnokommunikative Haltung Patienten helfen, den Eingriff selbst als weniger belastend, entspannter und weniger schmerzhaft zu erleben. Im Rahmen von Gastroskopien zum Beispiel konnte gezeigt werden, dass die Hypnosepatienten der Meinung waren, dass die Untersuchung gar nicht so unangenehm war, wie vorher von Ihnen eingeschätzt [12]. Die Untersuchungszeit war unter Hypnose kürzer, die Patienten waren motorisch sichtlich ruhiger, mussten weniger würgen, ihr Kopf lief seltener rot an und sie beschrieben mehr Anzeichen von Amnesie für den Untersuchungszeitraum.

Schon 1999 werden Erfahrungen mit der Hypnose bei über 1650 chirurgischen Eingriffen mit Regionalanästhesie in einem Review geschildert [13]. Dabei handelt es sich vor allem um Operationen im Gesichts- und Halsbereich (u. a. Thyreoidektomien, Tubenligaturen), also einem besonders empfindlichen Operationsgebiet. Diese Beispiele machen Mut auch im eigenen Arbeitsfeld hypnotisch zu kommunizieren.

1.4.2.11 Genesung nach einer Operation

Die folgende Trance wurde zur Förderung der postoperativen Genesung entwickelt. Schwerpunkte sind dabei ein fürsorglicher Kontakt zum operierten Organ, die Fokussierung auf die Selbstheilungskräfte und Vertrauen in die genesende Weisheit des Körpers unter Einbezug anderer Genesungssituationen. Wichtig ist dabei, die speziellen Wundverhältnisse im Blick zu haben. Wundverband, Pflaster oder offene Naht können entsprechend utilisiert werden. Wunddrainagen können einbezogen oder ergänzt werden als *Helfer im Fluss der Genesung.*

Tranceinduktion, danach: *Vielleicht spürst Du noch unter Deinem Verband auf Deinen Brustkorb (oder wo der Wundverband gerade sitzt) einen leichten Druck oder sanftes Ziehen als ein Zeichen der lebendigen Genesung. Und wenn Du magst, richtest Du nun Deine Aufmerksamkeit weiter nach innen, auf Dein Herz (bzw. das operierte Organ). Ganz ruhig und entspannt kannst Du dich dem eigenen Herzen (Organ) zuwen-*

den. (Herz: Spüre dem ruhigen und gleichmäßigen Herzschlag nach. Und spüre dabei, wie mit jedem Pulsschlag die Gewissheit wächst, dass Genesung schon geschieht.) Genesung geschieht von ganz alleine, da musst Du nichts machen. Dein kluger Körper weiß von ganz allein und unwillkürlich, wie das geht. Die Chirurgen haben Deinem Herzen (Organ) geholfen und alles gut operiert und Dein Körper weiß von alleine, wie er nun wieder gut zusammenwächst. Wachsen geschieht von alleine, da muss man nichts machen. Gras wächst auch nicht schneller, wenn man dran zieht. Es wächst von ganz allein. Und Deine gut genähten Wunden wachsen nun wieder gut zusammen. Das hat Dein Körper in der Kindheit gelernt. Kleine Schnitte oder Wunden, auf die nur ein Pflaster kam, hat er von alleine wunderbar zusammengefügt. Und wie im Kleinen so im Großen. Das Prinzip ist dasselbe, Dein Körper weiß, was er macht. Und Dein Herz (Organ) kann so nun viel leichter für dich arbeiten. Leicht, angenehm entlastet und zunehmend heilend. Und es ist so angenehm, sich der Genesung zu überlassen. Sich der Weisheit des eigenen Körpers überlassen. Und sich der Weisheit des eigenen Körpers anzuvertrauen. Und dieses Gefühl genießen, die Ruhe der Genesung genießen. So wie nach einem aufwühlenden Sturm das Meer wieder zur Ruhe kommt, kommt der eigene Körper nach der Operation zur Ruhe und in seine natürliche Balance zurück. Auch Dein Herz (Organ) kommt zur guten Ruhe und in eine natürliche Balance zurück. Und dies in der Zeit und Ruhe, die zu ihm und dir passt.

Zeitprogression: *Und wenn Du magst, spazierst Du nun mit Deinen Gedanken in die Zukunft. Und wenn Du magst, stellst Du dir vor, wie Du von Tag zu Tag stärker wirst. Wie Dein Körper an Kraft und Ausdauer gewinnt. Spaziere weiter stärker und kräftiger in Deine Zukunft. Und nun stelle dir vor, wie Du mit Deinem gut genesenden Herzen (Organ) etwas tust, was Du richtig gerne tust. Wo siehst Du dich gerade? Schau dich in Ruhe um. Welche Farben und Formen siehst du? Hörst Du vielleicht typische Geräusche? Höre ruhig noch genauer hin. Vielleicht riechst Du auch etwas Besonderes. Wie angenehm es sein kann, etwas Schönes zu riechen. Vielleicht fühlst Du etwas mit und auf Deiner Haut. Und wenn Du dich gerade wohl fühlst, genießt Du in Ruhe dieses Gefühl. Wie angenehm und entspannt Du dich fühlst.*

Und genieße, wenn Du magst, dieses besondere Gefühl der gewonnenen Kraft.
Und mit dieser ruhigen Kraft in dir kannst Du nun wieder zurückkommen.

Rücknahme der Trance
Mit dem Wissen jeder Zeit an Ihren Ort zurückkehren zu können
Und wenn Sie das wissen
können Sie langsam wieder zurückkommen
in all der Zeit, die Sie dazu brauchen
und die Sie sich nehmen können
wie Ihr Unbewusstes all die Entspannung und Ruhe mitnimmt,
die es braucht beim Zurückkommen
und jeder hat so seine Art, wieder zurückzukommen

ausgeruht und erfrischt zurückkommen
der eine hört meine Stimme jetzt wieder deutlicher
der andere nimmt den Raum hier wieder deutlicher wahr
und das Bedürfnis entsteht sich zu strecken und zu drehen,
und sich frisch und ausgeruht zu fühlen [11].

Praktischer Tipp: Sie können die letzte Trance verbinden mit einer postoperativen Visite beim Patienten. Wenn Sie keine Trance anbieten, sondern „nur" positive Suggestionen verwenden möchten, verzichten Sie auf Induktion und Rücknahme und verwenden nur den mittleren Teil.

Die erste Hälfte dieses Kapitels neigt sich dem Ende zu. Die Grundlagen der Hypnokommunikation für „normal aufgeregte" Patienten sollten deutlich geworden und hoffentlich im Alltag gut umzusetzen sein. Es braucht ein bisschen Mut, die verschiedenen Tipps und Hinweise auszuprobieren und eigene Erfahrungen zu sammeln. Unter hypnokommunikativer Begleitung werden sogar Wach-Kraniotomien erfolgreich durchgeführt [7,14,15]. Wenn Hypnokommunikation sogar bei Gehirnoperationen funktioniert und für Patienten wirklich entspannt, angstfrei und mit gutem Wohlbefinden durchgeführt werden kann, zeigt sie sich unbedingt vielversprechend bei den kleineren Eingriffen, die ansonsten unter Lokalanästhesie durchgeführt werden. Viele Kollegen berichten davon, dass sie sich selbst entspannter und zuversichtlicher erleben, seit sie hypnokommunikative Elemente in ihre Sprache einfließen lassen. Die entspannende, angstfreiere und zuversichtliche Atmosphäre, die sich im Raum ausbreitet, wenn der Patient sich deutlich entspannt, falle auch wieder auf sie zurück. In diesem Sinne bedeutet eine gute Kommunikation mit dem Patienten auch eine bessere Selbstfürsorge im medizinischen Alltag.

Die dargestellte Kommunikation mit dem Patienten gründet auf Erkenntnissen und Methoden der Hypnotherapie, unterscheidet sich aber doch von ihr. Ohne formale Tranceinduktion kann in der Regel die vorgegebene Situation in derselben Zeit wie üblich durchgeführt, aber nur anders genutzt werden. Dabei werden Prinzipien und Techniken der Hypnotherapie benutzt. Aber natürlich wird keine klassische psychotherapeutisch ausgerichtete Hypnotherapie durchgeführt.

Praktischer Tipp: Wenn Sie eine Weile die Basics der Hypnokommunikation praktiziert haben, die einzelnen Sprachelemente Ihnen „in Fleisch und Blut übergegangen" sind, haben Sie vielleicht auch Lust und Mut, psychisch hochbelastete Patienten, die Sie sonst nicht in Lokalanästhesie versorgen würden, auch mithilfe besonderer Kommunikations-Tipps zu behandeln. Dann sind Sie bereit für Kap. 1.5–1.7.

1.5 Kommunikation mit psychisch hoch belasteten Patienten während einer Lokalanästhesie

Psychisch erkrankte Patienten (z. B. Depressionen, Angststörungen, Posttraumatische Belastungsstörungen) oder Patienten mit einem sehr großen Distress (sehr aufgeregt, ängstlich, belastet oder traurig) können ebenfalls medizinische Eingriffe benötigen. Aufgrund der psychischen Störung oder des erhöhten Stresslevels wird dann schneller das Konzept der Lokalanästhesie verlassen und ausgewichen auf eine Vollanästhesie. Das ist insofern schade, weil erstens sowieso schon belastete Patienten einem höheren Risiko ausgesetzt sind und zweitens diese Patienten auch nicht die Gelegenheit bekommen, eine positive, sie stärkende Erfahrung eines gut überstandenen Eingriffs machen zu können.

Zur Erinnerung werden zunächst die psychischen Störungen, posttraumatische Belastungsstörung, Depression und Angststörungen kurz vorgestellt und ihre Relevanz im medizinischen Alltag aufgezeigt.

1.5.1 Psychische Traumatisierungen im medizinischen Setting

1.5.1.1 Symptome einer Belastungsreaktion

Sind Menschen einer psychischen oder physischen Extrembelastung in Form eines außergewöhnlich belastenden Lebensereignisses oder eines Traumas ausgesetzt, kann es in Reaktion darauf zu psychischen Beeinträchtigungen kommen. Unterschieden werden hier die akute Belastungsreaktion und die Posttraumatische Belastungsstörung (PTBS). Bei der akuten Belastungsreaktion setzen die Symptome unmittelbar nach dem Ereignis ein und klingen nach kurzer Zeit wieder ab. Klinisch zeigt sich meist ein gemischtes, wechselndes Bild. Die Symptome sind ähnlich wie bei der generalisierten Angststörung, wobei Betroffene bei mittelgradig und schweren Ausprägungen zudem zu sozialem Rückzug, Einengung der Aufmerksamkeit, Desorientierung sowie Hoffnungslosigkeit, Trauer und Wut neigen. Bei der PTBS treten die Symptome in den meisten Fällen innerhalb eines halben Jahres nach dem traumatischen Ereignis auf. Kennzeichen einer PTBS sind das wiederholte Erinnern in Form von Flash-backs oder Alpträumen. Darüber hinaus können Betroffene sich an einzelne Aspekte oder an das gesamte Ereignis nicht erinnern oder zeigen eine erhöhte psychische Sensitivität in Form von Schlafstörungen, Reizbarkeit, erhöhte Schreckhaftigkeit Hypervigilanz und Konzentrationsstörungen.

1.5.1.2 Iatrogene Traumatisierungen

Das gesamte Erleben von Krankheits- oder Unfallursache, die Aufenthaltspflichtigkeit im Krankenhaus, die medizinische Behandlung und auch die Genesungshoffnung können somit traumatisierende Versorgungssituationen beinhalten. „Ein Psychisches Trauma ist ein vitales Diskrepanzerlebnis zwischen bedrohlichen Situationsfaktoren und individuellen Bewältigungsmöglichkeiten, das mit Gefühlen von Hilflosigkeit und schutzloser Preisgabe einhergeht und so eine dauerhafte Erschütterung von Selbst- und Weltverständnis bewirkt" ([16] S. 84). Nach dieser Definition entsprechen die mit dem traumatischen Ereignis verbundenen emotionalen Ausnahmezustände einer normalen Reaktion auf ein inneres oder äußeres pathogenes Ereignis. Die Erkrankung oder der Unfall mit Krankheitsfolge gelten dann als belastendes Ereignis, wenn dieser der ausschlaggebender Kausalfaktor ist, ohne den die psychische Störung nicht entstanden wäre und eine erhebliche Beeinträchtigung der sozialen Leistungsfähigkeit zu befürchten ist.

Alle diese psychischen Reaktionen auf schwere Belastungen oder Traumata können auch von Patienten im Krankenhaus erlebt und gezeigt werden, auch oder gerade nach Eingriffen unter lokaler Anästhesie. Sie können durch den akuten Aufenthalt entstehen oder bereits vorhandene Traumafolgestörungen können durch das neue Trauma Akuterkrankung/Unfall reaktiviert oder verstärkt werden.

Hierbei sind besonders Patienten betroffen, die

- ein orthopädisches Trauma erlitten haben [17]
- schwere (Verkehrs-)Unfälle mit Polytraumata und gehäuften Operationen erleiden müssen [18]
- Verbrennungen erlitten haben (bei prolongierter und langwieriger somatischer Therapie) [19]
- unzureichende Sedierung während operativer Eingriffe erlebt haben (z. B. Kaiserschnitt bei schneller Narkoseeinleitung; Notfall-Operation, insbesondere bei Hirnverletzungen) [20]
- starken chronischen Schmerzen ausgesetzt sind [21]
- herzchirurgische Operationen erlebt haben [22]
- Reanimation und Myokardinfarkt erfuhren [23]
- Behandlung auf Intensivstation benötigten [24]
- Organtransplantation (Tx) überstanden [25]
- oder eine Sepsis überlebt haben [26].

Über die vielfältigen Belastungen auf den Intensivstationen, deren Aufenthalt oft unweigerlich mit einer schweren Erkrankung, Operation oder Unfall einhergeht, gibt es ebenso vielfältige Literatur [27]. Zusammenfassend beschreiben die Patienten als Extrembelastungen eine anhaltende Lebensbedrohung verbunden mit großer Todesangst, das Erleben einer Reanimation oder Reintubation, Schmerzen, invasive Therapien, Durst, stete Unruhe und Hektik, ein hoher Geräuschpegel und Gerätealarme, eine fehlende Intimsphäre, das Gefühl der Hilflosigkeit und Abhängigkeit, die kurzen Besuchszeiten und das Leid der Mitpatienten [24]. Wer also seinen Eingriff unter lokaler Anästhesie auf der Intensivstation durchführt, sollte sich dieser besonderen Herausforderung und Belastungssituation für den Patienten unbedingt bewusst sein.

Traumatogene Faktoren aller beschriebenen schweren körperlichen Erkrankungen sind dementsprechend die tatsächliche oder subjektiv empfundene Todesbedrohung, die Antizipation körperlicher Versehrtheit verbunden mit der Angst um den eignen Autonomieverlust, die Bedrohung der sozialen Identität und des Selbstwerts sowie der Vertrauensverlust in den eignen Köper. Dabei kommt der bedrohliche Einfluss nicht von außen, sondern aus dem Körperinneren; die fight/flight-Reaktion wird zwar aktiviert, kann aber nicht in Handlung umgesetzt werden. Ein stetig hohes sympathisches Aktivierungsniveau und Stresserleben kann die Folge sein. Da „man made desaster", also von Menschen gezielt ausgeübte traumatische Handlungen als belastender gewertet werden als Naturkatastrophen oder Unfälle, wird die besondere Verantwortung des behandelnden Teams deutlich. Wenn sich Patienten einem eigentlich als hilfreich erwarteten Behandler schutzlos, schmerzhaft, schamvoll oder abgewertet ausgeliefert erleben, könnte eine Verstärkung der Traumazange (aktivierte und blockierte fight/flight Reaktion) vermutet werden. In Abb. 1.2 wird die traumatische Zange nach besser dargestellt. In einer als lebensbedrohlich wahrgenommenen Situation, in der weder Flucht (Flight) noch Angriffsreaktionen (Fight) möglich sind, steigt die Angst stark an und kann im späteren Verlauf zu emotionaler Taubheit (Freeze), Autoaggression, Depressionen oder Flashbacks führen.

Das Setting Akut-Krankenhaus selbst kann zu einem „kranken Setting" werden. Ein Haus voller Krisen und Krankheit, in dem niemand freiwillig liegt, voll mit unbedacht Negativsuggestionen (siehe Kap. 1.3.3.) teilweise irrational eingeschätzten internen Abläufen und oft überarbeiteten Helfern. Es ist ein Setting mit Routinen und Notfällen, das sich in der Regel hoch technologisiert darstellt. Als Rückmeldung für Fehler erfolgt schnell die Todesnähe insbesondere bei vital bedrohlichem Aufnahmegrund. Konkret erleben sich Patienten oft in Todesnähe, spüren eine fragile Balance und befürchten bei Veränderungen ein sofortiges Kippen der Gesamtsituation Richtung Versterben. Es ist ein Raum mit kürzer werdender Grenzverweildauer, monetä-

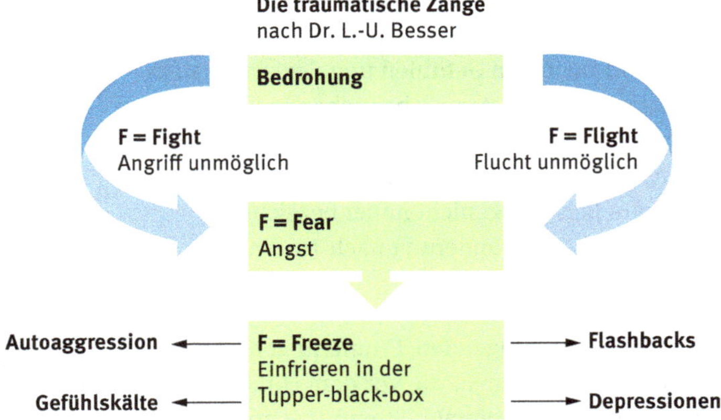

Abb. 1.2: Die Traumatische Zange nach U. Besser.

rem Druck und manchmal Einsparung an menschlicher Nähe. Ein Setting mit wenig Ruhe, Entspannung, Raum für Selbstachtsamkeit oder für Reflexion. Ein Setting, das Mitarbeiter unabhängig von ihrer Profession begünstigt, sich ruppig und kühl zu präsentieren, unnahbar, unverletzbar und unantastbar [28]. Hier erscheint es besonders notwendig und auch herausfordernd, Bedingungen zu schaffen oder zu begünstigen, die nicht nur eine somatische, sondern auch eine psychische Genesung ermöglichen und wünschen.

Praktischer Tipp: Fragen Sie bei der Anamneseerhebung explizit nach medizinisch induzierter psychischer Traumatisierung. Offene Screening-Fragen dazu könnten sein: *Wie geht es Ihnen seelisch? Haben Sie im Rahmen eines medizinischen Eingriffs schon einmal etwas richtig Schlimmes erlebt? Was können wir tun, um so etwas zu verhüten? Was glauben Sie selbst, würde Ihnen helfen? Was können Sie selbst tun, um sich diesmal entspannter und zuversichtlicher zu erleben?*

Im Folgenden werden zunächst kurz die häufigsten psychischen Störungen beschrieben. Es wird dabei immer ein Schwerpunkt gelegt auf die Relevanz während einer Lokalanästhesie und den unmittelbaren Genesungsverlauf.

1.5.1.3 Posttraumatische Belastungsstörung, akute Belastungsreaktion

Psychische Störungen, die als Reaktionen auf schwere Belastungen erfolgen, sind im ICD 10 erfasst [29]:

- F43.0: Akute Belastungsreaktion (leicht, mittelgradig, schwer)
- F43.1: Posttraumatische Belastungsstörung (PTBS)
- F43.2: Anpassungsstörung
  - .20 kurze depressive Reaktion
  - .21 längere depressive Reaktion
  - .22 Angst und depressive Reaktion, gemischt
  - .23 mit vorwiegender Störung von anderen Gefühlen
  - .24 mit vorwiegender Störung des Sozialverhaltens
  - .25 mit gemischten Störungen von Gefühlen und Sozialverhalten
  - .28 mit sonstigen näher bezeichneten vorherrschenden Symptomen
  - .29 nicht näher bezeichnete Anpassungsstörung
- F43.8 sonstige Reaktion auf schwere Belastungen
- F43.9 Reaktion auf schwere Belastung, nicht näher bezeichnet
- F62.0 andauernde Persönlichkeitsveränderung nach Trauma

„Typische Merkmale einer posttraumatischen Belastungsstörung sind das wiederholte Erleben des Traumas in sich aufdrängenden Erinnerungen (Nachhallerinnerungen, Flashbacks), Träumen oder Alpträumen, die vor dem Hintergrund eines andauernden Gefühls von Betäubtsein und emotionaler Stumpfheit auftreten. Ferner finden sich ... Vermeidung von Aktivitäten und Situationen, die Erinnerungen an das Trauma wachrufen könnten. Meist tritt ein Zustand von vegetativer Übererregtheit mit Vigilanzsteigerung, einer übermäßigen Schreckhaftigkeit und Schlafstörungen auf" ([29] S. 173–174).

Das Symptomspektrum von Patienten mit schwersten und langanhaltenden Traumatisierungen wird durch die Diagnosekriterien der PTBS allerdings nur unzureichend beschrieben. Ergänzend wurde daher von einer Arbeitsgruppe um Judith Herman und Bessel van der Kolk die Diagnose der komplexen posttraumatischen Belastungsstörung vorgeschlagen. Diese beschreibt ein auch unter dem Akronym DESNOS (Disorders of Extreme Stress Not Otherwise Specified) bekanntes Symptombild, das Störungen der Affektregulation, dissoziative Symptome und Somatisierung, gestörte Selbstwahrnehmung, Störungen der Sexualität und Beziehungsgestaltung sowie Veränderungen persönlicher Glaubens- und Wertvorstellungen umfasst.

Eine Fülle heterogener Symptome, die sonst als komorbide Störungsbilder einer posttraumatischen Belastungsstörung (PTBS) zu klassifizieren wären, wird durch das Konzept der komplexen PTBS auf ein einheitliches ätiologisches Modell zurückgeführt. Dabei werden die jeweiligen Symptome als Bewältigungsstrategien und nicht primär als Defizite verstanden. Aus einem Verständnis der ätiologischen Zusammenhänge komplexer Traumafolgestörungen lassen sich spezielle psychotherapeutische Behandlungsstrategien ableiten, wie zum Beispiel schonende konfrontative Behandlungstechniken, die sich in der Praxis bei Patienten mit komplexer PTBS bereits bewährt haben.

Es kann also sein, dass während einer lokalen Anästhesie ein zuvor ruhiger und entspannt wirkender Patient plötzlich agitiert, schreckhaft und panisch wird, nachdem er den Geruch der Sterilisationsflüssigkeit gerochen oder das Piepen des Monitors gehört hat, da beide Reize Trigger für frühere Traumatisierungen im Rahmen eines anderen medizinischen Eingriffs waren. Die nachfolgende autonome Reaktion (fight/flight) kann dann vom Patienten nicht mehr willentlich gesteuert werden. Üblicherweise werden diese Reaktionen mit intravenöser Benzodiazepin- oder Opioidgaben „heruntergespritzt", nachdem der Patient zuvor vielleicht festgehalten wurde, damit er sich nicht selbst gefährdet. Über mögliche Retraumatisierungen in solchen Zusammenhängen gibt es keine zuverlässigen Daten. Wenn eine medikamentöse Beruhigung notwendig ist, sollte sie im Sinne einer positiven Verstärkung verbal begleitet werden z. B. wie folgt *„Gerade lagen Sie noch ganz entspannt auf dem Tisch und irgendetwas, von dem wir alle nicht wissen was es ist, hat Sie sehr aufgewühlt, so wie plötzlich ein Sturm aufkommt und das Meer sich aufwühlt und keiner so recht weiß, was eigentlich passiert ist, wo der Sturm plötzlich herkommt. Wir helfen Ihnen jetzt, wieder zur Ruhe zu kommen, so dass Sie sich wieder entspannt fühlen können und sich wieder wohler fühlen. So wie das Meer auch wieder zur Ruhe kommt, die Wogen sich glätten, alles sich wieder legt, können Sie sich auch wieder entspannt hinlegen. Und dabei das Gefühl genießen, sich innerlich zurückzulehnen. So eine stürmische Aufregung kommt ganz schnell und geht ganz schnell und wir helfen Ihnen jetzt dabei, schnell wieder zur Ruhe zurückzufinden."*

1.5.2 Depression

Bei den typischen depressiven Episoden leidet der Patient vorwiegend unter einer anhaltend bedrückten Stimmung, vermindertem Antrieb und deutlich weniger Aktivität. Freude geht verloren, auch an zuvor bestehenden Interessen. Konzentrations- und Gedächtnisstörungen können auftreten, zudem Ein- und Durchschlafstörungen verknüpft mit dem Gefühl anhaltender Müdigkeit. Das Selbstwertgefühlt und das Selbstvertrauen sind fast immer beeinträchtigt, verbunden mit Schuldgefühlen und geringem Selbstwertgefühl. Somatische Symptome können das Beschwerdebild ergänzen wie Früherwachen, Morgentief, psychomotorische Hemmung, Agitiertheit, Appetits-, Gewichts- und Libidoverlust. Suizidgedanken, Pläne und Handlungen können ebenfalls auftreten. Je nach Anzahl und Schwere der Symptome ist eine depressive Episode als leicht, mittelgradig oder schwer einzusortieren [29]. Im Zusammenhang mit einem medizinischen Eingriff unter lokaler Anästhesie können sich depressive Patienten wie folgt aufgeführt zeigen:

Somatisch erkrankte Patienten mit depressiver Symptomatik können auffallen durch:
- klagsame Stimmung
- erhöhte Schmerzwahrnehmung, erhöhten peri- und postoperativer Schmerzmittelbedarf
- weniger Genesungsziele
- verminderten Lebenswillen (CAVE: bis hin zur Suizidalität)
- selektiv negative Wahrnehmung und Bewertung von Arztinformationen
- schwächeren peri- und postoperativen Atemhub
- schlechtere Immunabwehr, somit erhöhte Infektneigung
- ggf. längerer Intensivaufenthalt
- geringere Motivation zur Mobilisierung
- verminderten Appetit, verzögerten Kostaufbau
- erhöhtes Ruhebedürfnis
- geringere soziale Unterstützung, weniger Besuch
- erhöhten Betreuungsbedarf

Praktischer Tipp: Achten Sie auf Ihre eigenen Gefühle, die Patienten mit depressiver Symptomatik bei Ihnen auslösen. Viele Kollegen berichten, dass sie sich genervt, angesteckt, besonders mitleidig, ungeduldig oder die Zeit verlierend erleben. Achten Sie darauf, dass nicht allein Ihre Gefühle das Umswitchen auf die Vollnarkose bestimmen, sondern tauschen (sich) gegebenenfalls mit Kollegen (aus).

1.5.3 Angststörungen

Angst ist ein normales Gefühl, dass uns vor Gefahren warnt und schnell handeln lässt. Angst sichert das Überleben und äußerst sich emotional, kognitiv, somatisch und im Verhalten. Wenn diese Angstreaktionen außer Kontrolle geraten, altersgebundene Ängste (z. B. das Fremdeln von Babys) bestehen bleiben, Ängste entstehen ohne entsprechende Gefahr oder massiv übertreiben, liegen Angststörungen vor. Der Begriff Angststörungen ist eine Sammelkategorie und vereint verschiedene Angsterkrankungen, die unterschiedliche Auslöser und zum Teil auch Symptome aufweisen. Gemeinsam ist allen Angsterkrankungen jedoch, dass die empfundene Angst übersteigert ist und hohes Leiden bei den Betroffenen auslöst. Etwas vereinfacht lassen sich Angsterkrankungen in zwei Cluster einteilen. Während sich die Angst bei den phobischen Störungen auf eindeutig und klar definierbare Situationen bzw. Auslöser bezieht, können bei der generalisierten Angststörung (GAS) und der Panikstörung diese Auslöser nicht explizit benannt werden. Zu den phobischen Störungen gehören neben den spezifischen Phobien, die Agoraphobie und die soziale Phobie. Bei der Agoraphobie besteht eine Angst vor Menschenansammlungen, öffentlichen Plätzen oder Flug- bzw. Busreisen, wohingegen Personen mit einer sozialen Phobie Angst haben sich in sozialen Situationen zu blamieren. Bei spezifischen Phobien bezieht sich die Angst auf eng umschriebene einzelne Situationen oder Gegenstände (z. B. Tiere, Höhe, Blut). Während die Auslöser divergieren, überlappen sich die Symptome der verschiedenen phobischen Störungen stark. So zeigt sich in der Regel bei den Betroffenen ein starkes Vermeidungsverhalten in Bezug auf die angstauslösende Situation und auch die Angstsymptome ähneln sich. Dabei ist das Spektrum groß und reicht von vegetativen Symptomen (z. B. Herzklopfen, Schweißausbrüche, Tremor) über thorakale und abdominelle Symptome (z. B. Atembeschwerden, Übelkeit etc.) hin zu psychischen Symptomen (z. B. Schwindel, Angst zu Sterben, Angst vor Kontrollverlust). Auch bei der Panikstörung und der generalisierten Angststörung treten diese Angstsymptome auf. Charakteristisch für die Panikstörung ist das wiederkehrende, plötzliche und unvorhersehbare Auftreten intensiver Angst. Die Dauer einer Panikattacke kann stark variieren und von wenigen Minuten bis zu einer halben Stunde anhalten. Bei der Generalisierten Angststörung leiden die Betroffenen hingegen über längere Zeit an variierenden Angstsymptomen. Kennzeichen sind die ständige Anspannung und Besorgnis bezüglich alltäglicher Situationen. Häufig bestehen Sorgen darüber, dass dem Betroffenen selbst oder dessen Angehörigen etwas zustoßen könnte. Neben den genannten Angstsymptomen leiden die Betroffenen häufig unter Anspannung und Nervosität, Schlafstörungen, erhöhter Schreckhaftigkeit sowie Konzentrationsstörungen und Reizbarkeit.

Angststörungen unterscheiden sich durch den Zeitpunkt des Auftretens, die Ausprägung und Dauer und durch die teilweise massive Beeinträchtigung von normalen Alltagsfunktionen. Die fünf verschiedenen pathologischen Ängste: Panik, Agoraphobie, soziale Phobie, spezifische Phobie und generalisierte Angststörung sind im ICD 10 erfasst und folgendermaßen aufgeschlüsselt:

- F40 Phobische Störungen
  - F40.0 Agoraphobie
  - F40.1 soziale Phobie
  - F40.2 spezifische (isolierte) Phobie, z. B. Spritzenphobie
- F41 Andere Angststörungen
  - F41.0 Panikstörung (episodisch paroxysmale Angst)
  - F41.1 generalisierte Angststörung
  - F41.2 Angst und depressive Störung, gemischt
  - F41.3 andere gemischte Angststörungen
- F43 Anpassungsstörungen
  - F43.22 Angst und depressive Reaktion, gemischt

Unabhängig von der spezifischen Angststörung können pathologische Ängste die Patienten im Rahmen eines operativen Eingriffs deutlich beeinträchtigen. Angstpatienten im somatischen Setting peri- und postoperativ können durch folgende Symptome auffallen:

- erhöhter Muskeltonus
- verstärkte körpereigene Katecholaminausschüttung
- Ein- und Durchschlafstörungen
- hechelnde Atemmuster
- erhöhten Benzodiazepinbedarf
- häufige Ablehnung oder Vermeidung von unterstützenden Therapiemaßnahmen
- erhöhter Informationsbedarf
- selektiv exaggerierende Wahrnehmung von Arztinformationen hinsichtlich potenzieller Risiken
- motorische Unruhe
- geringere Frustrationstoleranz
- schnellere Erregbarkeit
- erhöhte „Klingelfrequenz“

Praktische Tipps: Angstpatienten wird oft erklärt, dass „sie keine Angst zu haben brauchen“. Das ist immer gut gemeint, kränkt aber die Patienten sehr, weil sie sich nun noch neben den eigenen Ängsten mit der Unvernunft dieser Ängste auseinandersetzen müssen, zumal sie darum in der Regel gut Bescheid wissen. Besser ist es gezielt zu fragen, was sie bisher gelernt haben, wie sie ihre Ängste gut bewältigen können, was normalerweise hilft, was jetzt helfen könnte und wie das Team ihn/sie optimal begleiten könnte. Wenn Patienten mit einer Angststörung zusätzlichem Stress ausgeliefert sind, sind sie oft sehr empfänglich für menschliche Zuwendung. Manchmal reicht es völlig aus, einem Angstpatienten während der gesamten Prozedur jemanden zur Seite stellen, der solange die Hand hält.

Angst und Depressionen treten häufig auch zusammen auf. Achten Sie besonders auf eine mögliche Psychopharmakaeinnahme in der Anamnese. Hierüber können Sie besonders bedürftige Patienten schon identifizieren.

Zusammenfassend kann also festgehalten werden, dass unabhängig von der Entstehung einer psychischen Störung oder eines sehr ausgeprägten Stresslevels, Patienten im medizinischen Setting zusätzlich zum operativen Eingriff eine besondere Kommunikation brauchen, um diesen Eingriff auch psychisch gut zu überstehen.

Arbeiten Sie mit Psychologen, Psychotherapeuten und Psychosomatikern zusammen, überwinden Sie Vorurteile, bauen Brücken zu einer Ihnen vielleicht weniger vertrauten Berufsgruppe. Schauen Sie nach Konsiliar- und Liaisondiensten in Ihrer Klinik oder vernetzten Sie sich im Praxisrahmen mit niedergelassenen Kollegen. Sie können diesen Kollegen die nachfolgenden Texte in die Hand drücken. Selbstverständlich dürfen Sie aber unbedingt selbst noch weiterlesen.

1.6 Hypnotherapeutische Interventionen für psychisch hochbelastete Patienten vor, während und nach einem Eingriff unter Lokalanästhesie

Fallbeispiel (aus Tigges-Limmer et al.,2018) [11]: Es kommt ein Anruf eines intensivmedizinischen Oberarztes mit folgender Ansage: „Katharina, Du musst ganz schnell kommen. Hier tickt gerade ein Patient aus, dabei war er bis gerade noch ganz normal. Auf Benzos reagiert er contra. Er schlägt mit dem Kopf hin und her und hat einen ESK. Wenn der so weitermacht, steckt die Sonde im Ventrikel. Wenn Du nicht kommen kannst, schieß ich ihn ab." Um diese Anmeldung zu verstehen, brauche ich als Psychotherapeutin medizinisches Hintergrundwissen. Ein mir unbekannter, postoperativer, bis dahin offensichtlich unauffälliger herzchirurgischer Patient scheint sich in seinem Bett so heftig zu bewegen, dass Gefahr besteht, dass sein noch liegender Einschwemmkatheter (ESK) droht, die rechte Herzkammer zu durchstoßen (Ventrikelruptur). Dies käme einem schweren Notfall und sofortiger Operation gleich. Auf die bereits verabreichten Beruhigungsmittel (Benzodiazepine) scheint er paradox – also noch unruhiger – zu reagieren, eine tiefere Sedierung und gegebenenfalls erneute Beatmung (Reintubation) könnten nun folgen. Der Anruf des Kollegen bedeutet für mich gleichermaßen Konfrontation mit Not, Druck und Vertrauen. Ich eile zur Krisenintervention und finde folgende Situation auf der chirurgischen Intensivstation vor: Im Bett liegt ein männlicher ca. 50-jähriger Patient, der mit geschlossenen Augen sehr heftig, schnell und rhythmisch den Kopf hin und her schüttelt. Um ihn herum stehen der Oberarzt und eine Pflegekraft und die Ehefrau, die alle beruhigend auf ihn einreden. Das Intubationsbesteckt liegt bereit, der Pflegende hat den Einschwemmkatheter in die Hand genommen und folgt den rhythmischen Kopfbewegungen des Patienten und verhindert für den Moment so die Dislokation der Sonde und die drohende Ventrikelruptur. Ich gewinne den Eindruck, dass der Patient sich in Trance geschüttelt hat und die heftigen Kopfbewegungen zeigen ein deutliches nonverbales Nein.

Pacing: *„Ich bin Dr. Tigges-Limmer, ich bin jetzt für Ihr Wohlbefinden da. Ich sehe Ihre große Not. Und ich sehe, wie Sie versuchen, Ihren Stress abzuschütteln. Wie gut, dass Sie sich selbst helfen wollen.“* Die Reaktion des Patienten auf diesen Satz war eine ganz kurze Musterunterbrechung in Form eines kurzen Innehaltens des Kopfschüttelns. Das wertete ich als Kontakt. Eigentlich sollte ein dreimaliges Pacing zur Ja-Haltung erfolgen (Yes-Set), siehe Kap. 1.4.2.2. Da die Zeit drängte, wurde in diesem Fall darauf verzichtet.

Leading: *„Und so, wie Sie mit Ihrem Kopf versuchen, die Spannung abzugeben, können das auch andere Körperteile von Ihnen, zum Beispiel Ihre Beine. Ich bitte Sie nun, feste mit den Beinen zu strampeln. Schütteln Sie Ihre Spannung mit Ihren Beinen aus.“* Der Patient begann sofort mit den Beinen zu strampeln.

Leading: *„Und je mehr Sie mit den Beinen strampeln, desto ruhiger kann ihr Kopf werden.“* Der Patient kam mit dem Kopf zur Ruhe. *„Und nun, da Ihre Beine die ganze Arbeit des Spannung-Loswerdens so wunderbar übernehmen, können Sie auch kräftig mal ausatmen. Beim Ausatmen die Spannung auch loswerden. Und dann langsam wieder zur Ruhe zurückfinden, in einem Tempo, das gut zu Ihnen passt.“* Der Patient öffnete dann mit einem tiefen Seufzer die Augen. Er zeigte sich verwundert über vier Personen am Bett, reorientierte sich danach vollständig. Anschließend konnte der ESK ganz geordnet gezogen werden, was sich im Nachhinein als Trigger der Belastungsreaktion herausstellte. Im folgenden Gespräch zusammen mit der Ehefrau wurde psychoedukativ erklärt, dass alle Symptome Selbstheilungsversuche des Körpers sind; es wurde eine Normalisierung des traumatischen Geschehens betont, die Vermittlung von Sicherheit auf der Station gegeben und der safe place initiiert.

Die Hintergründe der Reaktion wurden erst in den nachfolgenden Gesprächen eruiert, die aktuelle Stabilität erschien zunächst bedeutsamer als die Eruierung der Gründe der Reaktion.

Der Patient war 50 Jahre alt, in erster Ehe seit 24 Jahren verheiratet, zwei erwachsene Söhne. Die familiäre Situation beschrieb er als liebevoll, supportiv und tragfähig.

Von Beruf sei er als leitender Sprengmeister zuständig für kontrollierte Häusersprengungen in Wohngebieten. Bislang habe er keine Unfälle verantwortet; er beschreibt hohe Freiheitsgrade und eine hohe Arbeitszufriedenheit. Leider habe er eine koronare Herzerkrankung (3-Gefäss-KHK) entwickelt, die er sich nicht erklären könne, da er außer einer genetischen Disposition keinerlei Risiken erfülle. Er habe keine Hypertonie, keinen Diabetes, habe nie geraucht, sei schlank und sportlich (3 Mal pro Woche 7 km Joggen). Er lebe nach dem Motto: „Sei auf der sicheren Seite, kalkuliere Risiken“. Nach möglichen akuten Stressoren befragt, berichtete der Patient, dass seine Ehefrau vor 6 Monaten Darmkrebs im fortgeschrittenen Stadium diagnostiziert bekommen habe. Für ihn sei eine Welt zusammengebrochen, er habe extreme Verlustängste erlebt, kaum noch schlafen können und sei in großer Anspannung gewesen. In diesem Zusammenhang sei es bei ihm zu einem akuten Herzinfarkt gekommen und er sei als Notfall Bypass-operiert worden. Er habe nun auch für sich selbst tiefe Todesängste erlebt. Sein ganzes Leben sei unsicher und unkontrolliert geworden. Einen Tag nach der Operation sei er erleichtert auf der Intensivstation wach geworden. Dann habe er die (erfolgreiche) Reanimation seines Nachbarpatienten mitbekommen. Da sei ihm gewahr geworden, dass er vielleicht auch nicht aus der Gefahr heraus sei und da sei er „ausgeflippt", als wieder an ihm manipuliert werden sollte.

Der Verlust der Kontrolle über seine Gesundheit und die der Ehefrau, verbunden mit der tödlichen Bedrohung des Herzinfarkts, der Stressor der Notoperation und die erlebte Reanimation des Mitpatienten war die Kumulation der Belastungen, die dann die beschriebene schwere Belastungsreaktion auslöste.

Insgesamt verdeutlicht dieses Fallbeispiel, dass in erster Linie direkt nach Akuttraumatisierung und psychischer Dekompensation der Patient dabei unterstützt werden sollte, in seine Stabilität zurückzufinden; seine traumakompensatorischen Bemühungen sollten gewürdigt, wertgeschätzt und als Selbstheilungsaktivität des Körpers verstanden werden. Anschließend galt es auch, die externe Sicherheit (Umgebungssicherheit z. B. durch nahe Angehörigen, gut erreichbare Klingeln, dichteren Pflegekontakt etc.) zu erhöhen und die innere Sicherheit zu aktivieren (Safe Place, Entspannungsmöglichkeiten, Aktivierung bisheriger Bewältigungsstrategien).

Interessant ist, dass „nur" das angekündigte Ziehen des Einschwemmkatheders die Belastungsreaktion ausgelöst hat, eine im Vergleich zu allem bislang Bewältigte völlig harmlos einzuschätzende Prozedur.

Im weitesten Sinne gilt es also, die Behandlung von akuten Belastungsreaktionen als Kriseninterventionen mit dem Ziel einer Verhütung einer weiteren Traumafolgestörung, also als eine sekundäre Prophylaxe zu verstehen. Eine weiterreichende Traumabehandlung kann dann im gesonderten ambulanten, stationären und auf jeden Fall spezialisierten traumatherapeutischen Setting stattfinden.

Wenn eine akute Krisenintervention im Sinne einer Behandlung von Symptomen einer akuten Belastungsreaktion im Krankenhaus stattfindet, sollten maßgeschneiderte hypnotherapeutische Interventionen dabei den Vorrang vor standardisierten Interventionen oder Manualen haben. Um einen therapeutischen Zugang zum Patienten in emotionalen Ausnahmesituationen (Schreien, Strampeln, Schütteln, Schock, starke Anspannung etc.) zu bekommen, ist es zunächst besonders wichtig, beim Pacing-Prozess den Patienten auf ein „mehr" der aktuellen Symptomheilungsversuche zu fokussieren oder, wenn die somatische Situation dies nicht zulässt, die Symptomheilungsversuche deutlich zu würdigen. Das bedeutet konkret, ihn eventuell mit deutlicher und bestimmter Stimme zunächst kurz zu lauterem Schreien, zu stärkerem Schütteln, noch stärkerer Anspannung etc. aufzufordern, oder deutlich zu würdigen, wie sehr seine Anstrengungen, den Stress loszuwerden, gesehen wird, um dann später beim Leading mit ruhiger, einladender Stimme in die Ruhe, Sicherheit oder den Safe Place führen zu können. Die auch mit der Stimme ausgedrückte bestimmte Führung aus der akuten Not heraus sollte sich dann später unbedingt in eine permissive, einladende, Raum gebende und öffnende Stimme und Stimmung überleiten.

Bei eingeschränkter aktueller Informationsaufnahmefähigkeit in der akuten Belastungssituation bietet es sich an, den Patienten an „Filter auf die Ohren" zu erinnern, „... *und Sie können mit Ihren klugen Ohren genau das hören, was Ihnen jetzt gerade guttut und was Sie gut für sich brauchen können ... Und Sie können auch das nicht hören, was Sie nicht hören möchten. Wir alle haben schon früh in der Schule gelernt, wegzuhören, wenn etwas uninteressant ist und genau hinzuhören, wenn wir etwas für uns brauchen können. Wir haben da einen wunderbaren Filter in unseren Ohren. Und der funktioniert von alleine, da müssen wir gar nichts machen.*"

Bei der anschließenden Tranceinduktion empfiehlt es sich, besonders auf das Ausblenden äußerer Reize ausgesprochene Sorgfalt zu legen, da die diversen Krankenhausgeräusche (insbesondere Gerätealarme wie Piepen der Infusoren, Alarme der Monitore) sich als Trigger für spätere Intrusionen entwickeln können. Mögliche Störungen bei der Tranceinduktion wie das Aufpumpen der Blutdruckmanschette können zur Trancevertiefung utilisiert werden: *„Je stärker Sie den Druck an Ihrem Arm spüren, umso tiefer können Sie die Entspannung genießen, die sich gleichzeitig in Ihrem Körper ausbreiten kann."*

In Tab. 1.4 sind mögliche hypnotherapeutische Interventionen zur Behandlung schwerer akuter Belastungssymptome im Krankenhaus aufgeführt.

Tab. 1.4: Hypnotherapeutische Interventionen bei akuter schwerer Belastungsreaktion.

Symptome	Therapeutischer Impuls/Hilfe im Krankenhaus	Hypnotherapeutische Intervention
Hyperarousal, Übererregung, Überaktivität, panische Angst	Pacing: „Mehr der Selbstheilungs-Symptomatik" Leading: Sicherheit, Ruhe, Entspannung, Einbezug der Natur	zunächst Aufforderung zu *kurzem* lauteren Schreien, mehr Strampeln, sich stärkerem Schütteln, stärkerer Anspannung etc., Safe place „Reise ans Meer, es legt sich nach dem Sturm"; siehe Abschnitt 1.7.1
starke prä-OP Ängste	Hand-Anker-Technik	ausführliche Trance zur Angstbewältigung vor Operationen; siehe Abschnitt 1.7.2 Hand-Anker-Technik
emotionale Taubheit, Dissoziation, Einengung der Aufmerksamkeit	Normalisierung, Symptome sind Selbstheilungsversuche des Organismus, Dosierung von Information, Fokussierung auf Selbstheilungskräfte	Konzentration auf das, was jetzt gerade gut tut/gut geht Filter auf den Ohren, Innerer Heiler/innerer Helfer; siehe Abschnitt 1.7.3
sozialer Rückzug	Schutz bei möglicher Retraumatisierung, äußere Sicherheit, Schutz vor Negativsuggestion	Ideomotorisches Signal „Notfinger"; siehe Abschnitt 1.7.4 „Zaubermantel"; siehe Abschnitt 1.7.5

1.7 Hypnotherapeutische Trancen

1.7.1 „Reise ans Meer"

Diese Trance wurde entwickelt, um wieder zurück zur Ruhe zu finden nach stressvollen, belastenden Ereignissen im Klinikalltag. Sie kann auch im Anschluss an den Eingriff mit Lokalanästhesie in Ruhe dem Patienten (vielleicht vom Pflegepersonal) vorgelesen werden Ein besonderer Fokus wird auf die Atmung (erst aufwühlend, dann entspannter) gelegt.

Tranceinduktion (siehe Abschnitt 1.4.2.9), danach: *Und währenddessen Dein Körper diese Zeit nutzt sich zu erholen, zu regenerieren und zu entspannen, möchte ich dich auf eine Reise ans Meer einladen und Du kannst mehr und mehr neugierig sein ... vielleicht an einem weißen Sandstrand. Wo sich möglicherweise kleine zarte hügelige Erhebungen und Dünen vom Wind immer wieder neu geformt aneinanderreihen oder kniehohe Gräser, die sich raschelnd und ganz sacht im Spiel des Windes neigen. Und der Sand fühlt sich weich und warm und leicht an, eventuell riechst Du den angenehm frischen Duft von Kiefern und Seetang, oder etwas ganz Anderes und eine leichte Brise kühlt Deine Stirn. Über dir kannst Du die Weite des blauen Himmels sehen, kleine weiße Wolken, die wie Gedanken vorüberziehen, und die warme Sonne tut Deinem Körper so gut, das weiche Handtuch unter Deiner Leichtigkeit, wohlig warm, entspannt, und so kannst Du nun eventuell unterschiedlich geformte Muscheln in verschiedenen Farben und Spuren im Sand entdecken, Spuren, die von einander wegführen und andere, die aufeinander zulaufen. Und während Du Dir immer mehr und mehr Zeit nimmst und Dich weiter umsiehst, kannst Du auch die See in ihrem besonderen Blau bis zum Horizont und in der Ferne vielleicht auch wogende Schiffe mit einem Leuchtturm zur sicheren Orientierung erkennen, das Ziel fest im Blick, und Du kannst hörend den Klang der Meeresbrandung aufnehmen, fließend, rauschend, mal lauter, mal leiser und manchmal Deiner Wahrnehmung ganz entfernt, und die Wellen mit ihren glitzernden Schaumkronen, wie sie sich langsam auftürmen, um dann am Scheitelpunkt, nach einem kurzen Innehalten, geräuschvoll herab zu fallen, und wie das Wasser den Strand immer wiederkehrend berührt, im Gleichklang der blaugrünen glitzernden Wellen, die kommen und gehen, hebt und senkt sich auch Dein Bauch, mit jedem Ein- und Ausatmen, sodass Du jetzt oder später spüren kannst, wie sich Dein Körper mit jedem Ausatmen tiefer und tiefer entspannt, den Atem ausströmen lassen, auf Deine Weise entspannen, und nach einer kleinen Pause den Atem wieder einströmen lassen, und mit jedem Einatmen etwas Neues erfahren, gute Veränderungen, stets der Natur folgend, frische Luft, mit der Luft entstanden durch das weite Meer und den Blättern der Bäume, im steten Austausch, und so kannst Du Deinen Atem jetzt strömen lassen, dorthin strömen lassen, wo Du ihn brauchst, ruhig und im eigenen Tempo weiter, weiter loslassen Deine Brust leicht und frei, frei wie die Möwen, die dahin gleiten und sich vom Wind tragen lassen, ganz schwerelos, der Alltag weit entfernt, sodass Du es dir bequem machen kannst, wie Du* *so dort liegst, am Strand, den Wind in Deinen Haaren, den typischen Geruch und das sanfte Rauschen der Wellen, die wohlige Wärme des Sandes aufnehmen, die angenehme Sonne auf Deiner Haut spüren, warme Herzlichkeit, die sich Stück für Stück in Deinem Körper immer weiter ausbreitet, das Meer und mehr innerliche Ruhe, leichte Schwere, losgelöst genießen.*

Trancerücknahme: Siehe Abschnitt 1.4.2.9.

1.7.2 „Hand –Anker" vor Operationen/invasiven Eingriffen

In Abb. 1.3 wird die Hand-Anker-Technik als Angstbewältigungsstrategie dargestellt. An jeden Finger der Hand werden dabei zwei spezifische Strategien gebunden.

Die folgende Anleitung (Hypnotische Trance) dient zur Operationsvorbereitung und kann vor der Operation (unbedingt vor der Prämedikation) durchgeführt werden. Sie dient zur persönlichen Angstbewältigung und Ressourcenaktivierung. Da sich die Patienten in der Regel als aufgeregt und schlecht erinnerlich erleben, werden die einzelnen Strategien an einzelne Finger „gebunden". Die Hand kann dann später immer wieder vor Augen geführt werden und somit die einzelnen Ressourcen

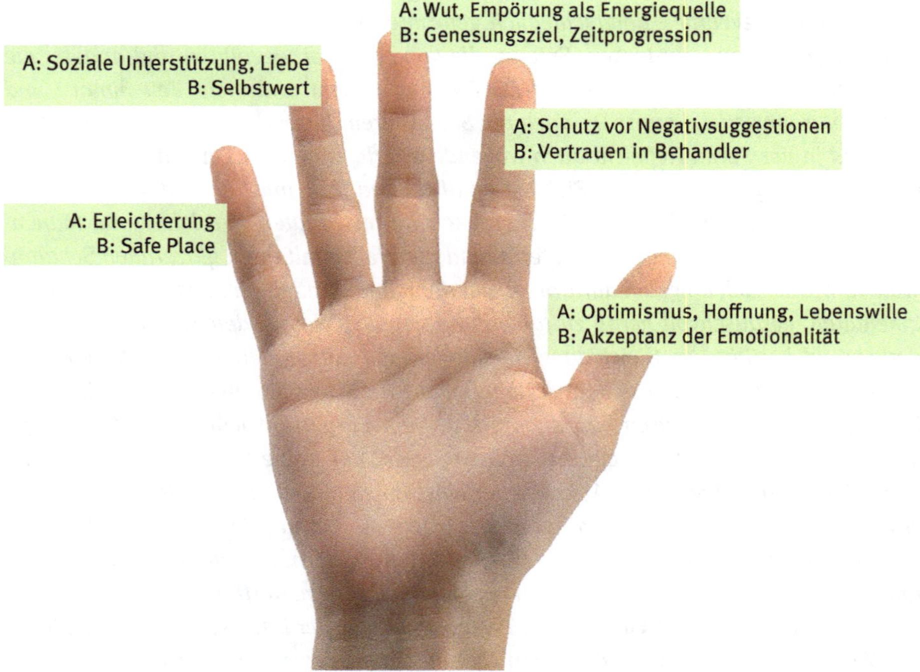

Abb. 1.3: Hand Anker, Doppel-Belegung der einzelnen Finger aus Tigges-Limmer et al. 2018.

aktiviert und erinnert werden. Eigene Bewältigungsstrategien werden so ver „hand"elbar. Diese Intervention sollte nicht auf dem Eingriffstisch, sondern idealerweise einen Tag zuvor durchgeführt werden. Sie ist besonders für sehr ängstliche Patienten geeignet. Inhaltlich werden an die einzelnen Finger folgende Bewältigungsstrategien gebunden:

- *Daumen:* „Annahme aller Emotionen" (auch der Angst) und „Einnehmen einer optimistischen, hoffnungsvollen Genesungshaltung"
- *Zeigefinger:* „Schutz vor Negativsuggestionen" und „Vertrauen in das Behandlungsteam"
- *Mittelfinger:* „Zeitprogression an das Genesungsziel"
- *Ringfinger:* „soziale Unterstützung" und „Selbstwert"
- *kleiner Finger:* Ressource der „postoperativen Erleichterung nach der Angst" und „Safe Place".

Der Anleiter sollte mit ruhiger Stimme vorlesen, zuvor bitte unbedingt Störungen vermeiden. Eine gute halbe Stunde muss hierfür einkalkuliert werden.

Tranceinduktion: *Sie haben es sich in Ihrem Bett gemütlich gemacht, Sie können sich nun ausruhen, machen es sich dort bequem, ruckeln sich ruhig noch ein wenig zurecht, wenn Sie mögen, um es sich noch bequemer zu machen.*

Richten Sie zunächst Ihre Wahrnehmung zum Klang meiner Stimme hin, wenn ich spreche, und zum Erleben der inneren Wachsamkeit und Stille in Ihnen, wenn ich aufhöre zu sprechen.

Nehmen Sie ruhig noch einmal Geräusche wahr, im Raum, von draußen, oder wo immer sie auch herkommen mögen, und experimentieren für einen Moment damit, sie einmal nur als Geräusche wahrzunehmen, ohne sie zu benennen, zu bewerten und ohne ihre Quelle ausfindig zu machen. Geräusche kommen und gehen und Sie gehen mehr und mehr in Ihren inneren Raum.

Und mit geschlossenen Augen richten Sie die Wahrnehmung weiter nach innen und vielleicht genießen Sie die innere Abgeschlossenheit als eine angenehme Ruhe.

Wahrnehmungen aus anderen Bereichen Ihres Körpers sind nach wie vor anwesend, aber Sie geben jetzt einmal ganz bewusst der Aufmerksamkeit nach Innen den Vorrang. Nach innen, auf Ihren Atem.

Und während die Augen sich fester und fester schließen, spüren Sie wie Ihr Atem seinen Rhythmus findet in einer inneren Begleitung, ganz von allein
einen Rhythmus, den der Körper von selber findet,
während Sie spüren, dass Sie loslassen von den Ereignissen des Tages,
Spannungen loslassen
mit einer Haltung der Neugierde, ausprobieren was möglich ist
stellen Sie sich vor, wie Entspannung und Ruhe sich allmählich ausbreiten
von dem Körperteil, der jetzt schon angenehm entspannt und schwer ist
hin zu den Körperteilen fließen kann, die Entspannung brauchen können,

und zu spüren, wie die angenehme Schwere sich ausbreitet
und immer tiefer zu genießen
sich mehr und mehr wohl und schwer und warm fühlen
und der eigenen inneren Aufmerksamkeit vertrauen.

Und Du kannst Deine innere Aufmerksamkeit auf Deine rechte Hand richten, die Hand, die auf dem Bauch liegt. Und Du spürst, wie Deine rechte Hand Deine ruhige Atmung begleitet. Jedes Einatmen und jedes Ausatmen. Du atmest ruhig und spürst, wie die rechte Hand sich hebt und senkt. Und manchmal wird diese rechte Hand vom Bauch begrüßt mit einem kleinen Geräusch. Und nimm dieses Bauchgeräusch als ein erstes Zeichen einer beginnenden tiefen Entspannung. Atme so weiter, so lange, tiefe, regelmäßige, ruhige Atemzüge. Und die rechte Hand und der Bauch begleiten einander und der Bauch kann noch mal ein Zeichen seines Einverständnisses geben. Gut so Bauch. Und während Du weiteratmest, spürst Du an der Stelle, an der Deine Hand aufliegt, ein angenehmes Wärmegefühl, ein Gefühl zunehmender angenehmer Wärme, dass zwischen Deiner rechten Hand und Deinem Bauch hin und her geht. Strömende Wärme bringt Ruhe und Wohlbefinden. Du fühlst Dich mit jedem Ausatmen immer wohler. Deine regelmäßige ruhige Bauchatmung wird Dich die ganze Zeit begleiten. Und die rechte Hand hilft. Einatmen und ausatmen. Gut so, wunderbar.

(Hand Anker) Und nun lade ich Dich ein, Dir vor Deinem inneren Auge Deine linke Hand vorzustellen. Vor Deinem geschlossenen Auge entsteht das Bild Deiner linken geöffneten Hand. Stell Dir Deine linke geöffnete Hand vor, Du weißt, wie sie aussieht.

Und betrachte nun als erstes Deinen Daumen. Schau den Daumennagel und das Gelenk in Ruhe an. Und nun dreh den Daumen in Deiner Phantasie so herum, dass er nach oben gereckt ist. Gut so. Betrachte Deinen hochgereckten Daumen. Ein hochgereckter Daumen steht bei vielen Menschen für Optimismus und Zuversicht. Daumen hoch heißt Hoffnung hoch. Daumen hoch heißt auch, ich darf Hoffnung haben, dass alles gut wird. Ich hoffe auf etwas Gutes. Daumen hoch, Hoffnung hoch, daran darf mein Daumen mich erinnern.

Und mein hochgereckter Daumen kann noch mehr. Er erinnert mich an das Mögen. I like it, ich mag es. Ich mag mein Leben. Der Daumen steht für das Ja im Leben. Und nun kann Dein Daumen Dich daran erinnern, dass Du Ja zu Deinem Lebenswillen sagst. Ja dazu sagen, dass Du leben willst. Ja dazu, dass Dein Körper Hilfe braucht. Auch Ja dazu, dass Du in Sorge um Dich und Deinen Körper sein darfst. Ja zu Deinem Körper sagen, der Dir helfen wird, die Operation gut zu bewältigen. Ja zu Deinen Selbstheilungskräften sagen, die immer bei Dir sind und die mit jedem Atemzug wirken. Ja zu Deiner Genesung sagen. Ja. Einfach Ja sagen, daran kann Dein Daumen Dich erinnern.

Und nun betrachte mit Deinem inneren Auge Deinen linken Zeigefinger. Der Zeigefinger steht für Wissen und Vertrauen. Wer in der Schule etwas weiß, hebt den Zeigefinger. Und hier im Krankenhaus gibt es sehr viel Wissen und Information. Und Du kannst mit Deinen klugen Ohren genau das hören, was Dir guttut und was Du gut für Dich brauchen kannst. Und Du kannst auch das nicht hören, was Du nicht hören möchtest. Wir alle haben schon früh gelernt, wegzuhören, wenn etwas uninteressant ist, und genau hinzuhören, wenn wir etwas für uns brauchen können. Wir haben da einen wunder-

baren Filter in uns. Und der funktioniert von alleine, da müssen wir gar nichts machen. Daran kann Dich Dein Zeigefinger erinnern, ich höre auf genau die Information, die ich für mich gut brauchen kann. Und es steckt noch mehr Wissen in ihm. Du weißt über den guten Ruf des Hauses. Du kannst Vertrauen in die Chirurgen fassen. Die Chirurgen können ihre Arbeit sehr gut, sie sind lange ausgebildet und sehr erfahren. Sie sind kompetent und sicher eingebunden in ein Team. Chirurgen, Narkoseärzte und Pflegende arbeiten Hand in Hand und sind für Dein Wohlbefinden da. Dein Körper braucht Hilfe, und Du brauchst sichere und erfahrene Helfer an Deiner Seite. Das Team ist gut auf Dich vorbereitet und für Dich da. Während Du wohlbehalten schläfst, passen alle sehr gut auf Dich auf, kümmern sich um Dich und richten ihre ganze Aufmerksamkeit auf Dich. Du kannst Dich und Deinen Körper dem Team anvertrauen. Sich und dem Team vertrauen. Vertrauen auf Genesung und Heilung, daran kann Dein Zeigefinger Dich auch erinnern. Ich vertraue meiner Genesung und dem Team. Ich vertraue.

Und nun lade ich Dich ein, Deinen Mittelfinger anzuschauen. Betrachte ihn in Ruhe. Der Mittelfinger ist der längste Finger. Und er kann Dich erinnern an Deine langen Ziele in der Zukunft. Langer Finger, langes Ziel. Und wenn Du magst, spaziere nun mit Deinen Gedanken in die Zukunft. Spaziere ein halbes Jahr weiter als jetzt. Sechs Monate in die Zukunft. In welcher Jahreszeit befindest Du Dich dann? Wo siehst Du Dich selbst? Stelle Dir vor, wie Du mit Deinem gut operierten Herzen etwas tust, was Du richtig gerne tust. Was tust Du wohl? Und wo siehst Du Dich gerade? Schaue Dich in Ruhe um. Welche Farben und Formen siehst Du? Hörst Du vielleicht typische Geräusche? Höre ruhig noch genauer hin. Vielleicht riechst Du auch etwas Besonderes. Wie angenehm es sein kann, etwas Schönes zu riechen. Vielleicht fühlst Du etwas mit und auf Deiner Haut. Und wenn Du Dich gerade wohl fühlst, genieße die Ruhe dieses Gefühls. Wie angenehm und entspannt Du Dich fühlst. Dein Mittelfinger erinnert Dich an einen schönen Moment in Deiner Zukunft. Schöne Momente in der Zukunft.

Und wenn Du nun magst, nimm Deinen linken Ringfinger in Deine Aufmerksamkeit, betrachte ihn in Ruhe. Viele Menschen tragen tatsächlich einen Ring am Ringfinger. Der Ringfinger steht seit jeher schon für die Liebe. Das kann die Liebe sein von einem Partner, von Kindern oder Enkeln, von Freunden, von Nachbarn oder auch von einem Haustier. Vielleicht auch die Liebe zur Natur oder zur Kunst. Die Liebe nährt und kräftig. Die Liebe trägt und beflügelt. Du bist nicht allein, die Liebe begleitet Dich überall hin. Das kann auch die Liebe von einer höheren Macht sein. Es kann die Liebe zum Leben sein. Stelle Dir vor, Du nimmst Deine besondere Liebe mit in Deinen Körper. Diese Liebe begleitet Dich, überwindet Grenzen und Mauern und strömt hinein bis in den Operationssaal. Daran kann der Ringfinger erinnern, an die Liebe. Ich werde geliebt und ich liebe.

Und nun betrachte noch Deinen kleinen linken Finger. Die Kleinen sind oft die Schelme. Manchmal sind die Kleinen auch die Lümmel, die Frechen. Sie bringen etwas Leichtigkeit und Luftiges ins Geschehen. Weit weg von allem Ernsten und Schweren. Du musstest Dich in letzter Zeit mit Schwerem beschäftigen, wie schön ist es da, sich auf etwas Leichtes und vielleicht sogar Freches zu freuen. Vielleicht gibt es noch etwas Unsinniges, Spielerisches und Freches, was Du Dir später als Belohnung nach der Operati-

on gestatten möchtest. Mich selbst mit etwas außer der Reihe Schönem, Spielerischem belohnen, wenn ich diese Herausforderung hier gut gemeistert habe. Daran kann mein kleiner Finger mich erinnern. Eine Belohnung. Mhm ... Und er kann noch etwas, er kann mich entführen. Hinein in etwas Wohliges und Geborgenes. Und wenn Du nun magst, dann gehe in Deiner Erinnerung an einen Ort des Wohlbefindens. Lass Dich von Deiner Erinnerung dorthin tragen, wo Du Dich leicht, unbeschwert, wohl und zufrieden gefühlt hast. Einfach mal neugierig sein, wo Deine Erinnerung Dich hinträgt. Und wenn Du einen guten Ort gefunden hast, schau Dich dort in Ruhe um. Sieh Dir intensiv die Farben und Formen dort an. Hörst Du vielleicht typische Geräusche? Höre ruhig noch genauer hin. Vielleicht riechst Du auch etwas Besonderes. Wie angenehm es sein kann, etwas Schönes zu riechen. Vielleicht fühlst Du etwas mit und auf Deiner Haut. Und wenn Du Dich gerade wohl fühlst, genieße in Ruhe dieses Gefühl. Wie angenehm und entspannt Du Dich fühlen kannst, an Deinem besonderen Ort der Ruhe und des Wohlbefindens. An diesem Ort kannst Du immer in Deine innere Welt gehen, an diesem besonderen Ort der Leichtigkeit, des Wohlbefindens und der Zufriedenheit. Daran kann Dich der kleine Finger erinnern. In mir ist Ruhe und Leichtigkeit. Ich fühle mich ruhig und wohl.

Und immer wenn Dir danach ist, schaue Dir in Ruhe Deine linke Hand an und erinnere Dich von alleine an die Kraft in Dir. An Dein Ja zum Leben, Dein Vertrauen, Deine Ziele, Deine Liebe und Deinen inneren Ort der Ruhe. Manchmal kommt Dir ein besonderer Finger in den Sinn, manchmal ein anderer. Ganz so, wie es passt und für Dich stimmig ist. In Deiner Hand zeigen sich Deine inneren Kräfte.

Und nun lade ich Dich noch ein, Deine linke Hand zum Körper zu führen, dorthin, wo bald operiert wird. Langsam die linke Hand auf Dein hilfsbedürftiges Körperteil legen. Nun liegt die Hand auf. Ganz ruhig, leicht und angenehm. Und wenn Du magst, stelle Dir vor, wie Deine Kraft, Dein Vertrauen, Deine Liebe, guten Wünsche und Ruhe in Deinen Körper an genau diese Stelle strömen. Und dabei Zuversicht und Vertrauen wachsen. Verweile so lange, wie es Dir guttut bei Dir und Deinem Körper und spüre dabei, wie Ruhe und Zuversicht in Dir wachsen. Genieße die angenehme Zuversicht.

Trancerücknahme: *Mit dem Wissen jeder Zeit an Ihren Ort zurückkehren zu können*
Und wenn Sie das wissen
Können Sie langsam wieder zurückkommen
in all der Zeit, die Sie dazu brauchen
und die Sie sich nehmen können
wie Ihr Unbewusstes all die Entspannung und Ruhe mitnimmt,
die es braucht beim Zurückkommen
und jeder hat so seine Art, wieder zurückzukommen
ausgeruht und erfrischt zurückkommen
der eine hört meine Stimme jetzt wieder deutlicher
der andere nimmt den Raum hier wieder deutlicher wahr
und das Bedürfnis entsteht sich zu strecken und zu drehen,
und sich frisch und ausgeruht zu fühlen [11].

1.7.3 „Häuptlingsgeschichte“ bei akuter Belastungsreaktion

Die nachfolgende Geschichte bewährt sich bei Patienten, die im Rahmen ihres akuten Notfalls eine Belastungsreaktion entwickelt haben. Sie kann auch Patienten helfen, die unter der lokalen Anästhesie eine Komplikation erlebt haben oder eine schwierige stressvolle Phase während des Eingriffs mitbekommen haben. Sie betont die Normalität psychischer Reaktionen, die besondere Herausforderung einer somatischen Not und die Zeit, die eine psychische Verarbeitung braucht.

Es war einmal ein kluger Häuptling vom Stamm der Sioux, der sowohl alt und weise als auch mit Weitsicht gesegnet und offen für Neues war. Dieser Häuptling betrachtete mit einer Mischung aus Sorge und Neugierde die neue Erfindung, die Eisenbahn, oder besser: das „stählernen Ross“, wie er es nannte. Eines Tages rief er seine Weisen in sein Zelt und sprach: „Dieses stählerne Ross, dass seit neuestem unser Land durchreitet, erfüllt mich mit Angst und Neugierde. *Ich will die Angst nicht siegen lassen, ich will mich ihr stellen.* Ich muss wissen, was es für mich und für euch bedeutet. Deswegen habe ich beschlossen, dass ich der erste Sioux sein werde, der das stählerne Ross reiten wird. Nur so kann ich besser beurteilen, was dieses Ungetüm für uns ausmacht.“

Seine Brüder und Ältesten sprachen: „Wie klug und weitsichtig Du wieder bist, Häuptling. *Es ist besser, sich auf ein wildes Pferd zu schwingen, als vor ihm davon zu laufen.* Aber warum willst Du es selbst tun? Schicken wir doch lieber einen unserer jungen, tapferen Krieger, die lechzen doch nach jeder Möglichkeit, sich selbst und uns allen ihren Mut zu beweisen.“ Da sprach der Häuptling: *„Es gibt Dinge, die muss ich selbst tun, die kann keiner für mich erledigen.* Ich werde das stählerne Ross selbst reiten.“ Der Medizinmann schaltete sich ein und sprach: „Der Häuptling hat gesprochen, so wird er auch handeln. Wir können ihn unterstützen, in dem die eine Hälfte des Stamms sein Aufsteigen des Rosses (also Einsteigen in die Bahn) bezeugt, und die andere Hälfte des Stammes vorreitet und ihn beim Absteigen vom Ross (also Aussteigen aus der Bahn) begrüßt. So wurde es gemacht. Alle feierten ein Fest zu Ehren des Mutes des Häuptlings (und wenige sahen, wie verzagt sich der Häuptling wirklich fühlte), danach ritt die eine Hälfte des Stamms zum Zielbahnhof schon mal vor. Der Häuptling selbst kleidete sich in voller Pracht ein, schritt stolz, wenngleich auch mit wackeligen Knien zum stählernen Ross, stellte sich mit erhobenem Haupt in den letzten Wagen und sein halbes Volk sah ihm lange nach, wie das Ross schnaubend und prustend mit ihm von dannen zog. Die andere Hälfte des Stammes, schon lange am Zielbahnhof angekommen, sah von Ferne das stählerne Ross stampfend und dampfend näherkommen und hielt nach ihrem Häuptling Ausschau. Da stand er, in voller Pracht, mit erhobenem Haupt. Der Zug hielt an, der Häuptling stieg aus, und legte sich sofort flach auf die Erde, faltete die Hände auf dem Bauch und schloss die Augen. Sein Volk näherte sich langsam. „Häuptling? Alles in Ordnung mit Dir?“ Der Häuptling lag weiterhin mit geschlossenen Augen flach auf der Erde. Sie fragten nochmal: „Häuptling? Alles in Ordnung mit Dir?“ Der Häuptling gab keine Antwort, sondern lag still auf dem Boden. Nun fragte der Medizinmann „Häuptling, was machst Du da?“ Da sagte der Häuptling: „*Ich warte, bis meine Seele nachkommt.*“

1.7.4 „Besuch beim Inneren Heiler“

Viele Patienten erleben sich im Genesungsprozess passiv und ausgeliefert. Sie geben die eigene Gesundung an das Behandlungsteam ab und erleben sich als ausschließlich Empfangende. Die nachfolgende Trance dient zur Aktivierung der Selbstheilungskräfte, Stärkung der Autonomie und Aktivierung der Eigenverantwortung.

Tranceinduktion: Siehe Abschnitt 1.4.2.9, dann: *Und nun lade ich Dich ein, in Deiner Vorstellung einen Spaziergang in den Wald zu machen, in einen Wald, der Dir gleichzeitig vertraut und auch geheimnisvoll vorkommt. Du siehst die hohen starken Bäume, die in den Himmel ragen. Wenn Du magst, betrachtest Du ihre dicken und stabilen Stämme, die Zeichnungen ihrer Rinde und die grünen Kronen, die hoch und weit hinaufwachsen. Wenn Du Deinen Blick umherschweifen lässt, siehst Du vielleicht grüne Büsche und Gräser, die den Boden bedecken. Vielleicht spürst Du unter Deinen Füßen den weichen federnden Waldboden, riechst das frische Grün und hörst den sanften Wind, der durch die Blätter raschelt. Du genießt die sauerstoffreiche Luft, die frisch und klar in Deine Nase strömt. Du siehst einen Waldweg vor Dir, er ist gut erkennbar und Du gehst ihn entspannt entlang. Du gehst tiefer und tiefer in den Wald hinein und mit jedem Schritt fühlst Du Dich wohler und sicherer. Von weitem siehst Du eine Lichtung, die durch die Bäume schimmert als helles Rund im tiefen Grün. Du schlenderst entspannt auf diese Lichtung zu. Du siehst von weitem schon einen weisen Arzt/eine weise Ärztin, die Dich freundlich erwartet und genau weiß, dass Du kommst. Du wirst zugewandt und lächelnd begrüßt und grüßt ebenso freundlich und auch erwartungsvoll zurück. Ihr setzt euch zueinander und Du weißt schon, dass Du diesem Arzt/dieser Ärztin eine wichtige Frage stellen darfst. Und Du darfst jetzt diesem Heiler mit Deiner inneren Stimme Deine eine wichtige Frage stellen, tu es ruhig jetzt. Und dann sei einfach neugierig und schau, wie der Arzt reagiert. Vielleicht schenkt er Dir Worte, dann höre genau auf dessen Worte. Vielleicht schenkt er Dir eine Geste, achte genau auf diese Geste. Vielleicht schreibt oder malt er auch etwas für Dich auf, dann schau Dir in Ruhe diesen Hinweis an. Einfach nur neugierig sein, welche Antwort auf Deine Frage vom weisen Arzt kommt.*

Und nun lade ich Dich ein, Dich in Deinen inneren Arzt hinein zu fühlen und einmal durch dessen Augen Dich selbst zu sehen. Schlüpf in die Rolle des Arztes und betrachte Dich selbst mit dessen Augen. Und frage Dich als Arzt: Was ist das für ein Mensch, der mich da besucht und der diese eine Frage stellt, was ist mit ihm los, was braucht er, was kann ihm wohl helfen?

Und auch hier einfach nur neugierig sein, welche Impulse und Ideen auftauchen und sich entwickeln.

Und dann lade ich Dich ein, wieder zu Dir selbst zu wechseln, und vielleicht spürst Du dabei, wie sich etwas in Dir schon etwas anders anfühlt. Ich weiß nicht genau, was das sein kann, aber Deine Gewissheit kann schon wachsen, die Gewissheit der kleinen Veränderungen. Achte auf diese kleinen Veränderungen in Dir selbst, die Du am besten wahrnehmen kannst. Und mit dieser Gewissheit, dass kleine Veränderungen schon von alleine begonnen haben, kannst Du Dich nun dankbar vom Arzt verabschieden. Und in dem Moment der Verabschiedung öffnet der Arzt seine Tasche und zieht noch ein Geschenk hervor, ein Geschenk, das speziell für Dich gemacht ist. Schau Dir dieses besondere Geschenk in Ruhe an. Wenn Du magst, betaste und beschnuppre es oder höre gut hin. Und dann kannst Du Dich bei Deinem Arzt für dessen Weisheit und das Geschenk bedanken, Dein Geschenk gut für Dich verstauen und langsam wieder zurückkehren.

Trancerücknahme: Siehe Abschnitt 1.4.2.9.

1.7.5 Ideomotorisches Signal als „Notfinger" bei bereits traumatischem Erleben in der Krankengeschichte

Bei der Ideomotorik führt eine bewusste Vorstellung oder Idee (Ideos = Idee) zu unwillkürlichen, also unbewussten Reaktionen und Veränderung der Motorik. Ein typisches Beispiel ist dafür die Armlevitation. Nach der Tranceinduktion wird wie folgt suggeriert: *„Stellen Sie sich vor, ein Luftkissen liegt unter Ihrer Hand und wird mit jedem Atemzug aufgeblasen und bewegt wie von selbst die Hand dadurch nach oben. So hebt sich wie von selbst die Hand mehr und mehr mit jedem Atemzug Stück für Stück nach oben. Stellen Sie sich nun dazu vor, an Ihrer Hand ist ein unsichtbarer Faden, der zu einem Luftballon führt, der mit Helium gefüllt ist. Und dieser Luftballon zieht sanft nach oben. Von unten bläst das Luftkissen die Hand nach oben und von oben zieht der Luftballon die Hand nach oben. Sie müssen dabei gar nichts machen, sondern staunen vielleicht ein bisschen darüber, wie die Hand wie von selbst nach oben geht. Und dann steht da die Hand zwischen Luftkissen und Luftballon von ganz alleine in der Luft. Zwischen Luft und Luft hält die Luft die Hand von ganz alleine oben".*

Wenn Patienten im Vorfeld traumatische Situationen im Krankenhaus oder im Rahmen operativer Eingriffe erlebt und beschrieben haben (z. B. Hilflosigkeit durch fehlende Möglichkeiten der verbalen Kommunikation, Fixierungen, Trachealkanülen, Beatmungsmaschinen), Situationen, in denen sie insbesondere die fehlende Möglichkeit der Kommunikation mit dem Team als Retraumatisierung befürchten, bietet sich die präoperative Installation eines „Notfingers" – einer weiteren Ideomotorik an. Hierbei wird nach der Tranceinduktion der Notfinger benannt (als *der Finger, der sich unwillkürlich, ganz von allein und selbstständig durch eine unwillkürliche automatische Bewegung meldet, wenn ich denke ich habe Not, ich bin in Not, ich brauche Hilfe, Not-Hilfe. Und schon wieder müssen Sie nichts bewusst tun. Sie denken einfach nur, ich brauche Hilfe, ich bin in Not und ich habe Not. Und dann einfach mal neugierig sein, welcher Finger wie von selbst sich dazu bewegt, leise zuckt oder sich unwillkürlich bewegt.“).* Der Behandler muss etwas Zeit lassen und genau schauen, denn die unwillkürlichen Bewegungen (wie Zucken, Heben oder Krümmen des Fingers) sind oft ganz kleine Bewegungen. Dieser Finger wird dann mit einem farbigen Pflaster markiert. Diese Pflaster-Erkennung bietet dem Patienten das Vertrauen, dass sein Unbewusstes für ihn um Hilfe bitten kann, auch wenn sein bewusstes Denken post- oder in lokaler Anästhesie perioperativ beeinträchtigt sein sollte. Zudem ist das Behandlungsteam darüber informiert, dass dieser Patient eventuell im Vorfeld hochängstlich oder traumatisiert ist und hypnotisch vorbereitet wurde. Und das Team kann immer mal wieder einen Blick auf diesen Finger lenken.

1.7.6 Intervention „Zaubermantel“ gegen Negativsuggestionen im Krankenhaus

Situation: Der hoch belastete/traumatisierte Patient fühlt sich zusätzlich durch negative Äußerungen des Personals willentlich oder unwillentlich verletzt und gekränkt. Er/sie beschäftigt sich viel mit den Äußerungen, fühlte sich zum Zeitpunkt der Kritik hilflos, ausgeliefert und ungeschützt. Oft benützt der Patient das Wort „dünnhäutig“ in diesem Zusammenhang, verknüpft mit dem Wunsch „man müsste ein dickes Fell haben“, um negative Kritik von sich abprallen zu lassen. (siehe Kap. 1.3.3, Negativsituationen)

Pacing: Im vorbereitenden Gespräch geht es zunächst darum, Verständnis für die besondere Situation der Kränkung zu zeigen, sich auf die verletzte Seite des Patienten zu stellen und gemeinsam eine echte annehmende Haltung zu finden für den gekränkten Teil der Person.

Ziel: Empfindsamkeit würdigen, sich bei ihr bedanken, sie als inneres Alarmsystem wertschätzen. Anschließend dem Patienten den Zaubermantel anbieten.

Leading: *Ein dickes Fell können wir uns alle nicht wachsen lassen und dann würden wir auch unseren empfindsamen, sensiblen Teil einbüßen, der ja auch einen wunderbaren Zweck erfüllt. Ohne unser Fingerspitzengefühl, unsere Feinnervigkeit und Empfindsamkeit wären wir doch eher grob, stumpf oder taub. Vielleicht wäre es schön, spürsam zu bleiben, und sich ab und zu einen Schutzmantel anzulegen.*

Sie sind bei mir hier in einer Zauberschneiderei. Hier gibt es wunderbare Zaubermäntel, alle maßgeschneidert, alle individuell und alle mit Materialien ausgestattet, die der Fantasie keine Grenzen setzt. Angenommen, Sie dürften sich einen solchen Mantel maßgeschneidert anfertigen lassen.

Lassen Sie uns zunächst die Außenseite des Mantels aussuchen: Welche Farbe? Leuchtend, dass alle anderen gleich alarmiert sind, oder lieber unauffällig? Muster? Unifarben? Aus welchem Material? Schwer, leicht? Grob, fein? Welche eingebauten

Funktionen? Was macht die Außenhaut mit Angriffen? Abprallen? Verwandeln? Zurückwerfen? Filtern? Membrane? Verstärkt zurückschießen? Braucht die Außenhaut Waffen? Was darf von außen noch hineinkommen? Was muss auf jeden Fall draußen bleiben?

Innenhaut des Mantels: Welche Farbe, welches Material? Wie fühlt es sich auf der Haut an? Gibt es einen besonderen Geruch? Gibt es Zauberwirkungen nach innen? Welche? Welche noch?

Passform des Mantels: Wie weit? Wie lang? Mit Ärmeln? Kapuze? Gürtel? Gibt es Stellen, die besonders behandelt werden? Z. B. verstärkt, abgesetzt, eingearbeitet? Taschen? Wo genau und Wofür? Wie wird der Mantel verschlossen? Wie dichtgemacht?

Erste Anprobe

Kurze Tranceinduktion je nach Erfahrung des Patienten/Therapeuten. Anschließend sich den Mantel von außen nach innen vorstellen lassen („... *in Ruhe mit dem inneren Auge Deinen Mantel betrachten von allen Seiten ...*“) mit *genau den Worten* (Farbe, Geruch, Form, Gestalt), die der Patient vorher benannt hat. Dann Hineinschlüpfen lassen. Sich fühlen in ihm. Nachfühlen, welche Stellen schon gut passen, spüren wo noch etwas fehlt, Stellen entdecken, die noch Verstärkung brauchen, „... *sich den Mantel von alleine verändern lassen, einfach mal neugierig sein, wie der eigene Zaubermantel passt und sich passend macht*“.

Trancerücknahme, Patienten berichten lassen.

Erneute Anprobe

Wieder Tranceinduktion, dann den perfekt sitzenden Mantel anziehen. Das eigene Wohlgefühl deutlich wahrnehmen, sich sicher, geschützt und wohl fühlen. Nun noch mal in die kritische Situation der negativen Äußerung zurückgehen, dann die kritische Äußerung als Angriff hören, fühlen, wahrnehmen. Spüren, wie der Mantel schützt und auf seine ganz besondere Weise wirkt.

Posthypnotische Suggestion: *„Immer, wenn Sie ihren Mantel brauchen können, ziehen Sie ihn von selbst an, der Mantel zieht sich von alleine an.“*

Reflexion der „Schneiderarbeit“.

Praktischer Tipp: Patienten lieben diese Intervention. Sie haben in der Regel nach anfänglicher Skepsis große Freude daran, ihren eigenen Schutzmantel zu kreieren. Sie können so auch Individualität ausdrücken. Probieren Sie es mit ihnen zusammen aus!

Lesen Sie alle Texte mit einer freundlichen, warmen, zärtlichen Stimme vor. Wählen Sie die Stimme, die Sie nehmen würden, wenn Sie einem Grundschulkind eine Geschichte vorlesen würden. Nicht zu kindlich-naiv im Timbre, sondern ruhig, lächelnd und sanft.

1.8 Abschließende Bemerkung zur Psychotherapie in der Chirurgie

Insgesamt bietet die Hypnotherapie eine Fülle von sowohl trauma-prophylaktischen als auch -behandelnden Interventionen für die Akutversorgung im Krankenhaus an. Eingriffe unter Lokaler Anästhesie haben dabei ein besonderes Potenzial einer Retraumatisierung. Das Problem ist, dass Hypnotherapeuten nur in Ausnahmefällen direkt im Krankenhaus arbeiten. Eine fachgerechte psychotherapeutische Behandlung psychischer Komorbiditäten von somatischen Erkrankungen wird in der Regel in den Akutkliniken nicht durchgeführt, weil sie aktuell nicht DRG relevant sind. Der wissenschaftliche Beirat Psychotherapie hat bereits 2006 die Evidenz hypnotherapeutischer Mitversorgung bei somatischen Erkrankungen festgehalten [30]. Die flächendeckende Umsetzung in der stationären Akutversorgung erfolgt bislang nicht. Dennoch sollten hypnokommunikative Elemente Einzug gewinnen in die somatische Versorgung von Patienten.

Im Sinne des Patientenwohls, der Prophylaxe von Traumafolgestörungen und der Verhütung von Retraumatisierungen oder Chronifizierungen bereits vorhandener Belastungsreaktionen ist dringend eine psychotherapeutische Mitversorgung mit hypnotherapeutischer Kompetenz von vulnerablen Patienten in Akutkrankenhäusern indiziert.

Psychologen müssen sich dabei aber immer noch mit Vorurteilen ihrer beruflichen Identität auseinandersetzen. Sie werden oft als vage, weich, einfühlsam, leicht spleenig, also selbst voller Macken, unwissenschaftlich, defizitär, labernd und unklar beschrieben. Als Psychotherapeut im Kontakt mit dem chirurgischen Team braucht es Mut und Selbstbewusstsein, einen gewissen Pragmatismus, Penetranz und eigenen reflektierten Narzissmus. Nützlich erscheint die Bereitschaft, sich selbst als ein konsequentes Modell der Selbstreflexion inmitten in dieser Hinsicht ungeübter Somatiker zu stellen, und eine eigene Offenheit der medizinischen Sicht auf Patienten. Humor hilft, Ungeduld tatsächlich auch, wer gerne macht, erscheint bei den Machern herzlich willkommen. Daneben gilt es, deutlich Werbung zu machen für das Geschehen lassen bei Genesungsprozessen, für die Ohnmacht hinter der Macht, für die stille Ruhe und für die Einheit von Körper, Geist und Seele. Psychische Prozesse laufen anders präzise und kontrollierbar ab als chirurgische Eingriffe.

Wenn sich ein chirurgisches Team entscheidet, mit Psychologen oder Psychotherapeuten zusammen zu arbeiten, braucht es also Offenheit von beiden Seiten, eine grundsätzliche Neugier auf die andere Sicht auf den Patienten und eine wertschätzende Bereitschaft zu lernen und sich einzulassen.

Wenn mit einer verbesserten Kommunikation die Patienten angst-, schmerz- und stressfreier in die chirurgischen Eingriffe gehen können, diese als weniger belastend und entspannter erleben dürfen und der postoperative Verlauf sich so unkompliziert wie möglich gestalten kann, wäre das Ziel einer prä-, peri- und postoperativen hypnokommunikativen Haltung erreicht.

Literatur

[1] Zech N, Seemann M, Hansen E. Nocebo effects and negative suggestion in anesthesia. Anaesthesist. 2014;63(11):816–24.

[2] Fusco N, Bernard F, Roelants F, et al. Hypnosis and communication reduce pain and anxiety in peripheral intravenous cannulation: Effect of Language and Confusion on Pain During Peripheral Intravenous Catheterization (KTHYPE), a multicentre randomised trial. Br J Anaesth. 2020;124 (3);292–298.

[3] Seemann M, Zech N, Graf BM, Hansen E. Das Prämedikationsgespräch – Anregungen zu einer patientenfreundlichen Gestaltung. Anästhesiol Intensivmed Notfallmed Schmerzther. 2015;50 (02):142–6.

[4] Mehrabian A, Ferris S. Inference of attitudes from nonverbal communication in two channels. J Consult Psychol. 1967;31:248–52.

[5] Baethge C. Nocebo: Die dunkle Seite der menschlichen Einbildungskraft. Dtsch Arztebl. 2013;110(41).

[6] Maquet P, Faymonville ME, Degueldre C, et al. Functional neuroanatomy of hypnotic state. Biol Psychiatry. 1999;45:327–33.

[7] Hansen E. Hypnotische Kommunikation- eine Bereicherung im Umgang mit Patienten. Hypnose-ZHH. 2010;5(1+2):51–68.

[8] Revenstorf D, Burkhard P. Hypnose in Psychotherapie, Psychosomatik und Medizin, Manual für die Praxis: Springer Verlag Berlin; 2001.

[9] Benaguid G, Schramm S. Hypnotherapie: Junfermann Verlag Paderborn; 2016.

[10] Revenstorf D, Freund U, Trenkle B. Therapeutische Geschichten und Metaphern in Reventorf und Peters Hypnose in Psychotherapie, Psychosomatik und Medizin. Springer Verlag, 2009, 240–63.

[11] Tigges-Limmer K, Winkler Y, Brocks Y, Gummert J. Prevention and treatment of psychological trauma during hearts surgery. Hypnose-ZHH. 2018;13(2):89–119.

[12] Junker S. Hypnose bei Magenspiegelungen. Hypnose und Kognition. 2005;0(1+2):39–49.

[13] Faymonville ME, Meurisse M, Fiusette J. Hypnosedation:a valuable alternative to traditional anaesthetic techniques. Achta chirirgica Belgica. 1999;99(4):141–6.

[14] Frati A, Pesce A, Palmieri M, Iasanzaniro M, et al. Hypnosis-Aided Awake Surgery for the Management of Intrinsic Brain Tumors versus Standard Awake-Asleep-Awake Protocol: A Preliminary, Promising Experience. World Neurosurg. 2019;121:e882-e91.

[15] Zemmoura I, Fournier E, El-Hage W, et al. Hypnosis for Awake Surgery of Low-grade Gliomas: Description of the Method and Psychological Assessment. Neurosurgery. 2016;78(1):53–61.

[16] Fischer G, Riedesser P, editors. Lehrbuch der Psychotraumatologie. Psychotherapie Forum; 2009: Springer-Verlag.

[17] Muscatelli S, Spurr H, O'Hara NN, et al. Prevalence of Depression and Posttraumatic Stress Disorder After Acute Orthopaedic Trauma: A Systematic Review and Meta-Analysis. J Orthop Trauma. 2017;31(1):47–55.

[18] Noll-Hussong M, Herberger S, Grauer M, Otti A, Gündel H. Aspects of post-tramatic stress disorder after a traffic acident. Versicherungsmedizin. 2013;65(3):132–5.

[19] Attoe C, Pounds-Cornish E. Psychosocial adjustment following burns: An integrative literature review. Burns. 2015;41(7):1375–84.

[20] Haarbauer-Krupa J, Taylor CA, Yue JK, et al. Screening for Post-Traumatic Stress Disorder in a Civilian Emergency Department Population with Traumatic Brain Injury. J Neurotraum. 2017;34 (1):50–8.

[21] Fishbain DA, Pulikal A, Lewis JE, Gao JR. Chronic Pain Types Differ in Their Reported Prevalence of Post – Traumatic Stress Disorder (PTSD) and There Is Consistent Evidence That Chronic Pain Is Associated with PTSD: An Evidence-Based Structured Systematic Review. Pain medicine. 2017;18(4):711–35.

[22] Albus C, Ladwig KH, Herrmann-Lingen C. Psychocardiology: clinically relevant recommendations regarding selected cardiovascular diseases. Deut Med Wochenschr. 2014;139(12):596–601.
[23] Guler E, Schmid JP, Wiedemar L, et al. Clinical Diagnosis of Posttraumatic Stress Disorder After Myocardial Infarction. Clin Cardiol. 2009;32(3):125–9.
[24] McGiffin JN, Galatzer-Levy IR, Bonanno GA. Is the Intensive Care Unit Traumatic? What We Know and Don't Know About the Intensive Care Unit and Posttraumatic Stress Responses. Rehabil Psychol. 2016;61(2):120–31.
[25] Supelana C, Annunziato R, Kaplan D, et al. PTSD in solid organ transplant recipients: Current understanding and future implications. Pediatr Transplant. 2016;20(1):23–33.
[26] Axer H, Rosendahl J, Brunkhorst FM. Neurological and psychological long-term effects of sepsis. Med Klin-Intensivmed. 2014;109(8):596–603.
[27] Jackson JC, Jutte JE, Hunter CH, et al. Posttraumatic Stress Disorder (PTSD) After Critical Illness: A Conceptual Review of Distinct Clinical Issues and Their Implications. Rehabil Psychol. 2016;61 (2):132–40.
[28] Tigges-Limmer K, Schmid-Ott G, Gummert J. Psychotherapeut (in) in der Herzchirurgie. Zeitschrift für Herz-, Thorax-und Gefäßchirurgie. 2017;31(3):182–5.
[29] Dilling H, Freyberger H. Taschenführer zur ICD-10-Klassifikation psychischer Störungen: nach dem Pocket Guide von J. E. Cooper. Bern: Huber; 2013.
[30] PsychThG WBPn. Gutachten zur wissenschaftlichen Anerkennung der Hypnotherapie. Hypnose-ZHH. 2006;1(1+2):165–72.

2 Humor in der Medizin – vermintes Gelände

Dietmar Jacobs

2.1 Humor und Medizin

Mit dem Humor ist es eine knifflige Sache. Menschen zum Lachen zu bringen, ist schon für Profis aus Comedy, Kabarett, Literatur und Film sehr kompliziert. Denn obwohl das Lachen als Reflex etwas Natürliches ist und mit Leichtigkeit assoziiert wird, ist es sehr schwer, diesen Reflex zielgenau zu evozieren. Wie viele Komiker scheitern kläglich bei dem Versuch, ihre Zuhörer und Zuschauer zum Lachen zu bringen! Was ist trauriger als ein Witz, der in Gesellschaft oder vor Publikum nicht zündet?

In allen Medien, auf Bühnen und im Internet multiplizieren sich seit vielen Jahren Fun-Arbeiter, Gag-Produzenten und Spaßkanonen, die uns ein Lachen abringen wollen. Humorvolle Betrachtungen und pointierte Reden finden sich immer mehr auch in ernsten Zusammenhängen wie der Wissenschaft und der Politik, und der Grund ist immer der gleiche: Man kann Menschen mit Humor leicht und auf einer emotionalen Ebene erreichen. Lachen öffnet die Aufmerksamkeit für Inhalte und lässt sie sich einprägen. Eine Werbung, über die wir lachen, bleibt uns im Gedächtnis, ein Politiker, der schlagfertig ist, suggeriert Klugheit und Denkgeschwindigkeit, ein Wissenschaftler, der nach angelsächsischer Tradition seinen Vortrag pointiert und komisch gestaltet, läuft nicht Gefahr, seine Zuhörer zu verlieren und kann seine Inhalte dauerhafter vermitteln als der Kollege, der staubtrocken vom Blatt liest. Dennoch ist der bewusste und geplante Einsatz von Humor im Alltag und beruflichen Kontext auch mit unterschwelligen Ressentiments verbunden. Menschen, die in ernsten Situationen Witze machen oder humorvolle Wendungen suchen, laufen Gefahr, für oberflächlich und zu wenig ernsthaft gehalten zu werden, witzelnde Politiker können unseriös und nicht krisentauglich wirken, Wissenschaftler, die kontinuierlich die Pointe suchen, können ihrer Glaubwürdigkeit schaden. Gerade in Deutschland hat das Komische wenig guten Leumund und auch wenig Tradition. Die deutsche Literaturgeschichte hat viele große Dramen, Tragödien, tiefe und nachdenkliche Romane und Erzählungen hervorgebracht. Tiefe und Schwermut gelingt leicht. Der Anteil der Komödien und komischen Literatur hingegen ist traditionell gering. Sind in England die Shakespeare-Komödien Teil der nationalen Selbstvergewisserung, läuft in Deutschland auf dem Platz für die klassische Komödie allenfalls der „Zerbrochene Krug" in Dauerschleife. Ist in den USA der humorvolle Smalltalk das natürliche Grundrauschen von alltäglichen Begegnungen, lautet in Deutschland die Antwort auf die Frage „Wie geht es?" nach wie vor gerne: „Muss".

Humor hat schnell den Nimbus, flach und nicht tiefschürfend zu sein, dazu unangemessen für den Ernst des Lebens. Komiker, komische Autoren und sonstige Humorfacharbeiter haben daher auch in der erzählenden Kunst ein weniger hohes Ansehen als Dramatiker. Das Komische gilt als „leichte Muse", und noch immer gibt es

https://doi.org/10.1515/9783110636512-002

den Unterschied zwischen E-Kultur und U-Kultur, wobei das „U" von vielen nicht als „Unterhaltung", sondern als „untergeordnet, unangemessen und unterlegen" definiert wird.

Vielleicht zu Unrecht, denn eigentlich ist es weitaus schwerer, eine gelungene Komödie herzustellen als ein Drama. Eine tragische Geschichte muss uns nicht bis zum verzweifelten Weinen bringen, damit wir sie als gelungen einstufen. Wegen seiner unschönen Konnotation reicht uns das Gefühl der Traurigkeit auch in kleinen Dosen, um seinen bitteren Geschmack zu spüren, wie einen Tropfen Kaffee in einem Glas Wasser.

Bei komischen Geschichten, Witzen, Komödien und Gags ist der Maßstab für die Bewertung aber gleich der höchste emotionale Punkt: Der Lachreflex. Wenn wir nicht lachen, gilt der Komikversuch als misslungen. Das heißt, die Gefahr zu scheitern, ist für jeden, der Komik anwendet, hoch und die Anforderung enorm: Immerhin soll der Körper nur durch einen Satz oder einen Gedanken unwillkürlich in Zuckungen, Schnappatmung und reflexartige Bewegungen gebracht werden. Und wenn nicht das, dann doch zumindest zu einem ehrlichen Schmunzeln.

Und so ist die Frage berechtigt: Sollen sich Ärzte bei all ihren wichtigen und bedeutenden Aufgaben auch noch die Last aufbürden, bei ihrer Tätigkeit komisch zu sein, humorvoll zu kommunizieren und ihre Patienten zum Lachen zu bringen?

Konterkarieren sie mit humorvoller Kommunikation nicht den immanenten Ernst ihres Berufs und der Sujets, mit denen sie zu tun haben? Besteht nicht die Gefahr, oberflächlich zu erscheinen, und das in einem Bereich wie der Medizin, wo Seriosität, Verbindlichkeit und Ernsthaftigkeit eine fundamentale Rolle spielen? Schadet der humorvoll kommunizierende Arzt seinem Ansehen und seiner Funktion als Partner des Patienten? Und fühlt sich der Patient nicht ernst genommen, schlimmstenfalls zum Witzobjekt gemacht?

All diese Gefahren, die Humorversuche in der Medizin mit sich bringen, müssen von Ärzten bedacht werden, die entweder natürliches Talent für Humor haben und ihn regelmäßig einsetzen. Aber auch von denen, die weniger Talent haben, sich aber dennoch zuweilen lachende Patienten wünschen.

Diese naheliegende Unsicherheit, ob Humor in die moderne Medizin passt, sollte jedoch nicht zu einem Humor-Tabu führen. Im Gegenteil: Diese Unsicherheit ist gerade ein Indiz dafür, dass in der Medizin ein guter Nährboden für Komik und Lachen existiert. Die Tatsache, dass Humor und ernste medizinische Themen auf den ersten Blick nicht zusammenpassen, macht die Kombination erst interessant. Denn ein Wesen von Humor ist es, Lebenswirklichkeiten zu verbinden, die eigentlich getrennt und unvereinbar erscheinen: Im Karneval den Narren mit dem König, in der Satire die Ohnmacht mit der Macht und im Leben den Anspruch mit der Wirklichkeit, das Geplante mit dem Chaos und vielleicht eben auch die Medizin, die Krankheit und gar den Tod mit dem Lachen.

Denn die natürliche literarische Form der Medizin ist das Drama, die Tragödie. So fühlt es sich zumindest für viele Patienten an, wenn sie in Kontakt mit Medizin treten. Es reicht eine kleine Dosis Krankheit, und Menschen können sich fundamental in ihrem Sein erschüttert fühlen. Auch für Ärzte unbedeutende medizinische Phänomene und Symptome können von Betroffenen als schwerwiegendes und belastendes Ereignis wahrgenommen werden. Für zahlreiche Patienten bedeutet der Besuch beim Arzt bereits Angst vor möglicherweise schwerwiegenden Krankheiten, Angst vor unangenehmen Nachrichten, Angst vor Einschränkungen und ganz am Ende vielleicht auch die eingestandene oder verdrängte Angst vor der Endlichkeit. Der Arzt erinnert viele Patienten unbewusst oder direkt an die Vergänglichkeit, so wie der erste Akt eines Dramas oft bereits den schauerlichen Schluss andeutet. Dieses Drama gedeiht leicht in der Medizin und in den Köpfen von Patienten. Und das noch verstärkt in Zeiten, in denen immer mehr Menschen vor dem Arztbesuch selbst harmlose Symptome im Internet suchen und nach der digitalen Selbstdiagnose vermuten, eine mindestens letale Erkrankung zu haben: Den Sekundentod durch laufende Nase. Ängste von Patienten sind aus ärztlicher Sicht oft nicht oder schwer nachvollziehbar. Es kommt zu Situationen, in denen der Patient vor dem Arzt steht und sorgenvoll sagt: „Ich hab immer rote Augen, Müdigkeit, Konzentrationsschwäche, Kopfschmerzen. Bei Google steht, das könnte Krebs sein. Was denken Sie woher die Beschwerden kommen?" Und der Arzt denkt nur: „Garantiert vom zu vielen Googlen".

Zu den unnötig besorgten Patienten kommen dazu viele Fälle, die tatsächlich dramatisch sind oder es werden können. Krankheiten, die das Leben des Patienten verändern, verschlechtern, verkomplizieren, vielleicht beenden. Kurz gesagt: Ärzte sind im Alltag vielen tatsächlichen und gefühlten tragischen Geschichten und Vermutungen ausgesetzt.

Und auch wenn es nicht passend erscheint, lohnt es, dieser Menge an Tragödie, die die Medizin von alleine mit sich bringt, ein wenig Komödie entgegenzusetzen.

Denn Lachen ist ein wirksames Antidot gegen Verzweiflung, gegen Angst und gegen Unsicherheit. Lachen kann heilen und bei der Therapie helfen. Und es kann das Verhältnis zwischen Arzt und Patient fördern und die Kompetenzzuschreibung an den Arzt sogar erhöhen.

Ärzte müssen natürlich keine Komiker werden, Chirurgen müssen keine roten Nasen tragen, Gespräche mit Patienten müssen nicht mit dem Satz „Kennen Sie den schon ...?" beginnen. Aber ein paar Prinzipien der Komik und der humorvollen Kommunikation können in der Toolbox der ärztlichen Kunst wichtige Werkzeuge sein, die man nicht immer, aber manchmal hilfreich anwenden kann. Humor kann Patienten helfen, die eigene gesundheitliche Situation differenzierter entspannter, annehmender und zuversichtlicher zu betrachten. Humor kann ein Therapeutikum sein. Nicht in jedem Fall, nicht bei jedem Patienten, nicht bei jeder Gefühlslage. Aber welches Therapeutikum kann das schon?

Der Blick, der im Folgenden auf Humor in der Interaktion zwischen Arzt und Patient geworfen werden soll, ist kein medizinischer. Es ist der Blick eines Satirikers und Theaterautoren, was zunächst unpassend erscheinen mag, bei näherer Beleuchtung aber doch verwandte Denkmuster zeigt. Denn wie die Medizin beschäftigt sich auch die Satire mit Problemen, mit Funktionsstörungen, mit Mängeln. Dies halt nicht im körperlichen, sondern im politischen und gesellschaftlichen Bereich. Auch hier geht es oft um Dramen, um Armut, um Ausgrenzung, um Rücksichtlosigkeit, Korruption, Unfähigkeit, Hass, Egomanie bis hin zu Krieg und Gewalt. Sujets, die wie Krankheiten das Zeug zur Tragödie in sich tragen oder bereits Tragödien sind. Und wie bei Krankheiten stellt sich auch dort die Frage, ob Humor ein angemessenes Mittel des Umgangs damit ist. Eine Frage, die Satiriker seit über 2000 Jahren mit „Ja" beantworten. Denn oftmals scheint der Umgang mit den negativen Seiten der Welt erst erträglich, wenn diese Seiten humorvoll verpackt werden, wenn das Lachen Distanzierung, Trost und Licht im Dunkel ermöglicht. Denn Ernstes und Komisches gehören zusammen. Sie bedingen sich nicht nur, sie sind unterschiedliche Seiten der gleichen Medaille. Oft ist die Komödie nur ein umgedrehtes Drama oder ein Drama aus einem anderen Blickwinkel. Zwei unschuldige Männer, die versehentlich von gefährlichen Mafiosi verfolgt und mit dem Tode bedroht werden und deshalb fliehen müssen: Das ist der Stoff für ein Drama. Es ist aber auch der Plot von „Some like it hot", eine der berühmtesten Film-Komödien der Welt.

Eine Frau, die ins Koma fällt und erst nach langer Zeit in einem so labilen Zustand wach wird, dass jede Aufregung ihren Tod bedeuten kann ... das klingt nach einer Tragödie. Als Komödie ist es die Grundlage des Films „Good bye Lenin", in dem der Protagonist seiner Mutter, die während des Mauerfalls im Koma lag, vorspielt, die DDR würde noch existieren, um die eisern überzeugte Genossin nicht über Gebühr zu belasten.

Komödien sind Dramen mit Distanz und mit einer Perspektivverschiebung. Und dies ist es, was Humor auch im Verhältnis von Arzt zu Patient und von Patient zu Krankheit bewirken kann: Eine neue Perspektive auf sich, seinen Körper und seine Krankheit zu ermöglichen. Eine gesündere. Leichtere.

2.2 Die „Kunst" der Medizin

Ist es legitim, Medizin mit Sichtweisen der Künste wie Film oder Theater zu verbinden? Was zunächst seltsam erscheint, ist bei näherer Betrachtung jedoch naheliegend. Denn es ist zunächst die Medizin selbst, die sich gerne als Kunst definiert. Es gibt den Begriff der „Heilkunst", der „ärztlichen Kunst", und wenn Ärzte Fehler machen, sind es gerne „Kunstfehler". Tatsächlich liegt die echte Verbindung zwischen Medizin und Kunst aber nicht in dieser Selbsteinschätzung der Medizin, sondern darin, dass Kunst und Medizin beide nur dann wirkungsvoll sind, wenn sie kommunizieren. Maler malen ihre Bilder nicht für sich, sondern für Menschen, die die Bilder anschauen. Die Kunst entsteht bekanntermaßen im Auge des Betrachters. Noch deutlicher ist es bei Musik und den darstellenden Künsten. Musik ist für Zuhörer gemacht. Ein Konzert ist nicht nur gut, weil Musiker ihr Soloinstrument oder ihre Stimme perfekt beherrschen, es wird erst zum gelungenen Ereignis durch die Mitwirkung des Publikums, durch den Applaus, die Spannung, den Wechsel der Emotionen, die von der Bühne in den Saal fließen und auch als Reaktionen von dort wieder zurück. Künstler und Zuschauer befinden sich grundsätzlich in einem Austausch von Emotionen, wechselseitiger Betrachtung und Energie. Am deutlichsten ist dies sicher im Theater. Eine Komödie lebt davon, dass sie Zuschauer hat, die lachen. Das Lachen unterbricht nicht etwa den Rhythmus einer Komödie, das Lachen *ist* ihr Rhythmus. Im Theater wird aus Schauspielern, Stück und Zuschauern eins. Kunst funktioniert nicht, wenn ein Solist mit dem Rücken zu den Zuschauern den Austausch verweigert. So wie auch Medizin als „Heilkunst“ nicht funktioniert, wenn sich Ärzte der Kommunikation, der Offenheit und der Empathie gegenüber ihren Patienten verschließen.

Die „klassische“ Chefarztvisite, in der sechs Ärzte unter Führung eines selbstverliebten „Stars“ vor dem Bett über den Patienten als Fall sprechen, als wäre er kein Mensch, sondern Teil der Zimmereinrichtung, wird seltener. Die Haltung von Ärzten, den Patienten nur als stummen Zuschauer für ihre Kunst zu sehen, ist aber nach wie vor verbreitet. Häufig noch kommen Patienten zum Arztgespräch, erleben aber eben kein Gespräch, sondern einen Arzt, der währenddessen mehr auf seinen Computer schaut als auf sein Gegenüber. Als Patient begegnet man leider immer wieder Ärzten, die bereits nach wenigen Sekunden den Verlauf des Gespräches für sich innerlich festgelegt haben und routiniert durchziehen. Ärzte, die Sätze sagen wie: „Wenn ein Patient zur Tür reinkommt, weiß ich schon, was mit dem los ist.“ Ärzte, die über die technischen Anforderungen ihrer „Kunst“ wie die Interpretation von Blutwerten, die Durchführung von Untersuchungen oder die perfekte Ausführung von Operationen vergessen, dass sie es immer mit ganzen Menschen zu tun haben. Menschen, die oft Angst haben, leiden und jede Regung, Äußerung und jeden Subtext des Arztes genau registrieren und auch emotional interpretieren.

Ein Arzt, der sich der emotionalen und kommunikativen Seite seiner „Kunst“ entzieht, ist wie ein Geigenvirtuose, der ein Bach-Stück zwar technisch perfekt spielt, es aber nicht mit Leben füllt, und es so seinem Publikum im Kern vorenthält.

Ärzte sind natürlich keine Künstler, die ihren Patienten „etwas vorspielen“ sollen. Das entspricht nicht dem Wesen der Medizin. Aber auch nicht dem Wesen der Kunst. Gute Schauspieler spielen nicht eine Rolle, sie *sind* die Rolle, weil sie ihr ganzes Leben, ihre Persönlichkeit und Verletzlichkeit mit in die Waagschale werfen und sich für die Kommunikation mit dem Zuschauer mit all ihren Facetten öffnen. Ein guter Schauspieler sagt nicht nur seinen Text auf, er füllt ihn mit Leben. Und zwar mit seinem Leben und auch dem Leben der Zuschauer. Und auch das, was ein Arzt im übertragenen Sinne für seine Patienten „darstellt“, resultiert nicht aus Skills und Wissen kombiniert mit mechanischem Text, vorgefertigten Gedanken und theatralischer Inszenierung des eigenen Egos. Auch er sollte echt und zugewandt mit den Menschen, die zu ihm kommen, in Austausch treten, damit sein Wissen und seine Fähigkeiten tatsächlich zur „Heilkunst“ werden.

Denn wie in den Künsten sind medizinische Situation oft das verdichtete und dramatisierte Leben. Im Theater werden Entscheidungen, Dilemmata, lebenswichtige Fragen, Ängste, Sorgen und Lebensphilosophien konzentriert behandelt und diskutiert. So auch in der Medizin. Es geht oft um ernste Fragen, um die Suche nach Wegen und Auswegen. Wie Schauspieler und Zuschauer können sich auch Ärzte und Patienten austauschen und gemeinsam Energie entwickeln.

Natürlich ist dies anspruchsvoll. Für Ärzte sind Gespräche mit Patienten oft wiederkehrend gleich. Sie müssen häufig ihr ganzes Berufsleben immer wieder ähnliche Informationen weitergeben, ähnliche Sorgen anhören, gleiche Antworten auf immer gleiche Fragen geben. Täglich grüßt das Murmeltier. Aber auch hier hilft es, sich am Theater zu orientieren: Schauspieler werden oft gefragt: „Ist es nicht langweilig, jeden Abend die gleichen Sätze zu sagen und die gleichen Situationen zu spielen?" Die Antwort jedes guten Schauspielers: „Nein ... wenn man an seiner eigenen Haltung zu diesen Sätzen und diesen Situationen arbeitet." Der Zuschauer im Konzert merkt, wenn die Musik nur „runtergespielt" ist, der Zuschauer im Theater merkt und missbilligt, wenn der Text nur „abgeleiert" wird. Der Trick von guten Schauspielern besteht darin, sich selbst die Offenheit zu bewahren, jeden Satz mit so viel Ehrlichkeit zu sagen, als sagten sie ihn zum ersten Mal und auch jeden Satz mit so viel Offenheit so zu hören, als hörten sie die Sätze zum ersten Mal.

Dies ist eine Leistung, die kein Arzt wie ein Schauspieler erfüllen muss. Medizin ist kein Theaterstück. Aber der Arzt spielt für den Patienten, seinen Körper, seine Seele und seine Heilung dennoch eine entscheidende „Rolle". Die Kombination von Fähigkeiten und Kommunikation verbindet die Medizin mit der Kunst und macht sie vielleicht sogar selbst dazu.

Sicherlich ist dies im eng gestrickten ärztlichen Alltag eine große Herausforderung. Aber für den Kontakt zwischen Arzt und Patient gilt das Gleiche wie für das Lachen in der Komödie: Kommunikation stört nicht den Rhythmus der Medizin. Es *ist* ihr Rhythmus.

Eine Art der Kommunikation zwischen Arzt und Patient kann dazu der Humor sein. Und dass Medizin und Humor sich gegenseitig sehr gut ergänzen und befruchten können, zeigt bereits ein Blick in die Geschichte.

2.3 Warum lachen wir überhaupt?

Wann die Menschheit angefangen hat, sich gegenseitig Witze zu erzählen, um zu lachen, kann man wegen des Fehlens schriftlicher Zeugnisse für lange Phasen der Geschichte natürlich nicht präzise sagen. Sicher ist nur, dass Witze und Humor im Umfeld der Medizin schon früh verbreitet waren. Der Witz-Anfang: „Kommt ein Mann zum Arzt ..." ist ein schon fast klassischer Topos für Witze überhaupt, was zeigt, dass die Medizin als Schauplatz und Grundsetting für Komik und Humor sehr tauglich sein muss. Andere Berufsgruppen ziehen Witze und komische Situationen ungleich weniger an als Ärzte. Wer kennt schon einen guten Steuerberater-Witz? Wie viele Schuster-, Netzwerk-Administratoren- oder Molekularbiologen-Witze gibt es? Der Arzt-Witz ist im humoristischen Kosmos jedoch zahlreich vertreten. Und das bereits seit der Antike. So gibt es die antike Witzesammlung „Philogelos", zu Deutsch „Lachfreund", die zur römischen Kaiserzeit abgeschlossen wurde. Die Autoren Hierokles und Philagrios trugen dort 265 komische Anekdoten, sozusagen Witze, zusammen. Eine von vermutlich vielen humoristischen Textsammlungen der Antike, von denen die meisten anderen nicht erhalten sind. Der „Philogelos" enthält somit einige der ältesten bekannten Witze der westlichen Welt, die man bislang eher im rheinischen Sitzungskarneval vermutet hatte.

Bemerkenswerterweise finden sich auch in diesen antiken Texten bereits einige Pointen, die im medizinischen Bereich beheimatet sind: „Ein Mann kommt zum Arzt und sagt: ‚Wenn ich morgens aufstehe, ist mir immer eine halbe Stunde schwindelig'. Darauf der Arzt: ‚Dann stehen Sie doch einfach eine halbe Stunde später auf.'"[1] Oder: „Ein Mann kommt zum Arzt und sagt: ‚Ich kann weder stehen, sitzen noch liegen.' Darauf der Arzt: ‚Dann bleibt Ihnen sicher nichts anders übrig, als sich aufzuhängen.'" Beide Witze zeigen ein häufiges Grundprinzip von Humor im medizinischen Umfeld: Patienten kontaktieren den Arzt mit Problemen, für die dieser aber nur ungewöhnliche und unerwartete Lösungen vorschlägt. Der Arzt erfüllt hier nicht seine natürliche Aufgabe, die Situation des Patienten zu erleichtern. Im Gegenteil: Er verschlimmert sie, woraus sich die Komik der Witze ergibt. Hier ist die Arzt-Patienten-Kommunikation ziemlich gestört. Denn es ist beim Einsatz von Humor in der Medizin natürlich nicht zielführend, den Patienten mit einem albernen Vorschlag mundtot zu machen oder ihm den Tod als Therapiemaßnahme in Aussicht zu stellen. Aber gerade dadurch gewinnen die Geschichten ihre – zugegebenermaßen angestaubte – Humorebene: Aus dem Kontrast aus der Erwartung des Zuhörers, der ein Bild eines „normalen" Arztbesuches im Kopf hat, und der Realität des Witzes, in der genau diese Erwartung enttäuscht und konterkariert wird. Die überraschende Umlenkung von Erwartungen ist sicherlich eins der wichtigsten Prinzipien zur Entstehung von Komik. Wobei es im medizinischen Kontext natürlich darum geht, Humor so einzusetzen, dass die Umkehrung einer Erwartung sich nicht gegen den Patienten richtet wie im „Philogelos", sondern für ihn produktiv wird. Aber wie kann das gehen ...?

2.3.1 Wer lacht, ist überlegen

Um hilfreiche Mechanismen des Einsatzes von Humor in der ärztlichen Praxis zu verstehen, lohnt ein Blick in grundsätzliche Theorien des Humors und des Lachens.

Umfangreich haben sich seit der Antike Gelehrte gefragt, warum der Mensch lacht. Zu den ersten Theoretikern des Komischen gehörte dabei Platon, der das Lachen mit der sogenannten „Überlegenheits-Theorie" erklärte [2]. Platon ging davon aus, dass Lachen durch ein Gefühl der Überlegenheit entsteht. Das heißt: Menschen sehen die Defizite und Fehler anderer und lachen, weil sie ihre eigene höhere physische oder intellektuelle Qualifikation genießen und andere wegen ihrer Mängel verlachen. Das Lachen ist so ein Akt der Ausgrenzung und Selbsterhöhung, ein somit eher aggressiver Impuls mit egoistischen Motiven. Ein Prinzip, dass bei vielen Formen des Humors bekanntermaßen eine Rolle spielt. Klassisches und profanes Beispiel sind die zahlreichen Ostfriesen- oder Blondinenwitze, die immer das gleiche Schema reproduzieren: Eine Gruppe wird als dumm, unfähig und beschränkt beschrieben, während man sich im Lachen selbst auf der sicheren Seite der Besseren und Klügeren weiß: „Wie viele Ostfriesen braucht man, um eine Kuh zu melken? – Antwort: 14. – Vier halten die Zitzen, zehn heben die Kuh rauf und runter." Man fühlt sich den Ostfriesen im Lachen überlegen. Auch wenn man selbst noch nie eine Kuh gemolken hat. Ein Witzprinzip, das es natürlich auch im medizinischen Bereich gibt, vor allem, wenn sich medizinische Fachrichtungen gegenseitig überlegen fühlen: „In der Mitte eines Fußballfeldes liegen 10.000 Euro in kleinen Scheinen. An den vier Ecken stehen ein schlechter Orthopäde, ein guter Orthopäde, ein Chirurg und ein Radiologe. Es ertönt ein Startschuss. Wer zuerst in der Mitte ist, gewinnt das Geld. Wer ist der Glückliche? Antwort: Der schlechte Orthopäde. Begründung: Gute Orthopäden gibt es nicht, der Chirurg hat die Regeln nicht begriffen und der Radiologe rennt für 10.000 Euro erst gar nicht los." Orthopäden, Radiologen und Chirurgen mit Selbstironie werden darüber lachen. Am meisten sicherlich aber die, die anderen Fachrichtungen angehören, da sie sich selbst im Sinne Platons überlegen fühlen können.

Humor, der aus dem Wunsch nach Überlegenheit generiert wird, ist sehr häufig. Thomas Hobbes, der Platons Ansatz im 17. Jahrhundert aufnahm und weiter entwickelte, betrachtete das Lachen zum Beispiel als körperliche Reaktion des Triumphes [3]. Als Belohnung des überlegenen Subjektes für das eigene Selbst. Diese Funktion von Witz und Humor unterstützt damit sicherlich die modernen Annahmen der psychologischen Theorien des self-enhancement, die davon ausgehen, dass der Mensch grundsätzlich danach strebt, die Bewertung des eigenen Selbstbildes kontinuierlich zu steigern und positiv zu erhalten. Kurz gesagt: Hat man im Leben vielleicht nicht viel zu lachen, bleiben immer noch Ostfriesen, Blondinen und Radiologen als Opfer.

Das gemeinsame Sich-Erheben und Erhöhen über andere ist auch fundamentaler Bestandteil des Erfolgs vieler Satiren oder auch Kabarett-Programme. Zuschauer oder Leser verbünden sich im Lachen gegen einen gemeinsamen „Feind": Politiker, Wirtschaft, Banken, englische Bahnansagen.

Welche politische Dimension die Überlegenheitstheorie des Lachens entwickeln kann, zeigte sich auf geradezu skurrile Art in den Humortheorien des Sozialismus. So gingen z. B. manche sozialistische Humor-Apologeten der DDR davon aus, dass es im Sozialismus eine ganz neue Form des Lachens geben müsste, das nur durch das Prinzip der Überlegenheit hervorgerufen werden sollte. Und zwar durch die vermutete historische Überlegenheit des Sozialismus und Kommunismus gegenüber der

Klassengesellschaft. Humortheoretiker wie Werner Neubert formulierten daher, das Lachen im Sozialismus dürfe sich nicht gegen das eigene Staatssystem richten, weil dies ja ideal sei, sondern nur gegen den Kapitalismus und menschliche Schwächen von Personen, die der sozialistischen Gesellschaft nicht genügen [4]. Es gab sogar akademische Versuche eigene „sozialistische Witze“ zu kreieren, die diese Überlegenheit ausdrücken sollten: Ein Ehepaar, das vor dem Mauerbau aus der DDR ausgereist war, kommt nach 20 Jahren zurück nach Ost-Berlin und sieht, wie wunderschön dort alles geworden ist und wie zufrieden die Bewohner der DDR-Hauptstadt sind. Und auf die Frage, wie all diese Erfolge erzielt wurden, antworten ihnen alte Bekannte: „Wir sind halt hier geblieben.“[5]. Dass man mit Überlegenheitswitzen dieser Art selbst bei strammen Sozialisten allenfalls ein müdes Lächeln provozierte, dürfte wahrscheinlich sein.

Jedoch erfüllt Komik nach dem Prinzip der Überlegenheitstheorie nicht nur die Funktion der Selbsterhöhung, sondern auch eine „soziale“ Aufgabe: Das gemeinsame Lachen über andere stärkt die lachende Gruppe. Humor wird so zum Kitt zwischen Menschen. Das Satire-Publikum, das sich in einem Theater über die Politik lachend erhebt, wird zur „Lach- und Schießgesellschaft“ gegen einen vermeintlich kollektiven Gegner. Es schließt die eigenen Reihen und mobilisiert kollektive innere Kräfte.

Dies ist sicherlich eine wesentliche Funktion von Humor, die auch beim Einsatz im ärztlichen Kontext wichtig ist. Allerdings darf Humor von Ärzten natürlich niemals angewendet werden, um die eigene Überlegenheit gegenüber dem Patienten zu demonstrieren.

Humor würde so die wichtige Kommunikation und das Vertrauensverhältnis zwischen Arzt und Patient zerstören. Einem Patienten, der in die Praxis kommt, weil die Nase läuft, sollte der Arzt nicht sagen: „Ach, und dann laufen Sie ihr einfach hinterher und landen mit einer so nervigen Kleinigkeit bei mir?“. Humor darf in der Arztpraxis nicht dazu dienen, dass der Arzt über den Patienten lacht.

Die „soziale Funktion“, die in der Überlegenheitstheorie mitschwingt, ist hingegen auch für die Medizin anwendbar: Das Lachen über einen Gegner, den man gemeinsam „klein lacht“ und vernichtet. Dies kann hilfreich sein, wenn dieser Gegner die Krankheit oder auch die Angst des Patienten sind, die Arzt und Mediziner gemeinsam auf das korrekte Maß schrumpfen lassen, so wie der Hofnarr den König. Wie diese Funktion von Humor im medizinischen Bereich funktionieren kann, sei später erörtert. Doch lohnt es, für die praktische Anwendung neben der Überlegenheitstheorie und der sozialen Funktion von Humor auch noch zwei weitere Theorien zur Entstehung des Lachens zu betrachten.

2.3.2 Ohne Freud keine Freud

Durch die Überlegenheitstheorie nach Platon lassen sich nicht alle Formen von Humor erklären. Nicht jedes Lachen ist ein Lachen, das die eigene Überlegenheit feiert, nicht jeder Witz dient der Attacke auf einen wie auch immer gearteten Gegner.

In seiner umfangreichen Theorie zum Humor geht Sigmund Freud zum Beispiel davon aus, dass sich im Lachen vor allem innere Spannungen auflösen, da sich darin das Unbewusste von seiner Reglementierung durch das Über-Ich befreie. So schreibt Freud zum Witz: „Er ermöglicht die Befriedigung eines Triebes (eines lüsternen und feindseligen) gegen ein im Weg stehendes Hindernis, er umgeht dieses Hindernis und schöpft somit Lust aus einer durch das Hindernis unzugänglich gewordenen Lustquelle." [6].

Tabus und gesellschaftlich unterdrückte oder mit Scham belegte Themen und Affekte werden nach Freud im Lachen befreit, sichtbar gemacht und damit erträglich. Das Unbewusste bricht hervor. Und in der Tat könnte dies auch als Grund für die enorme Zahl an Witzen gesehen werden, die mit den Tabu-Themen Sexualität oder Tod assoziiert sind. Und dies weltweit. Der amerikanische Psychologe Richard Wiseman, der umfangreich die Rezeption von Humor untersuchte, initiierte im Jahr 2004 in zahlreichen Ländern der Erde eine Abstimmung mit 300.000 Teilnehmern, die Witze aussuchen sollten, die sie besonders komisch fanden. So wurde ein Witz gefunden, der global den größten Konsens erzielte, zugespitzt könnte man sagen: Der lustigste Witz der Welt. Ein Witz, der interessanterweise auch einen medizinischen Kontext hat: Zwei Jäger sind im Wald unterwegs, als einer der beiden zusammenbricht. Er atmet nicht mehr, seine Augen sind glasig. Der andere ruft mit dem Handy einen Notarzt an und keucht: „Mein Freund ist tot. Was kann ich tun?". Antwort: „Beruhigen Sie sich. Zunächst müssen wir sichergehen, dass er wirklich tot ist.". Daraufhin zunächst Stille, dann ein Schuss. Dann die Frage: „Okay. Und nun?" [7].

Die Komik in diesem Witz ist nur unzureichend mit Platons Überlegenheitstheorie zu erklären. Allenfalls die Überlegenheit des Lachenden gegenüber der recht dämlichen Aktion des Jägers tritt hier zu Tage.

Was den Witz für so viele Menschen aber als lustig erscheinen lässt, liegt gewiss in dem gesellschaftlich inadäquaten Umgang mit dem Thema Tod begründet. Ein Mord wird zur Pointe des Witzes, ein toter Mensch zum Lachobjekt. Dies durchbricht ein gesellschaftliches Tabu sowie die normale Assoziation des Todes mit Trauer und setzt so im Freudschen Sinne eine unbewusste Reaktion frei: Das Lachen.

Auch bei vielen Witzen im medizinischen Bereich ist das latente Spiel mit dem Tod von Bedeutung: „Wie viele Chirurgen braucht man, um eine Glühbirne zu wechseln? Einen – und sehr viele Birnen". Auch hier entsteht die Komik durch die Verbindung des Begriffes „Chirurg" der gemeinhin mit Kompetenz, Fähigkeit, Können und Heilung verbunden sein sollte, mit der Assoziation des genauen Gegenteils: Inkompetenz, Unfähigkeit und Tod. Ängste, die sicherlich viele Menschen vor Operationen haben, könnten sich hier – so Freud – unbewusst im Lachen entladen und für Befreiung sorgen. Das Unaussprechliche wird auf einmal formuliert, das Unterdrückte ist plötzlich an der Oberfläche, und die Mühe, es zu unterdrücken, weicht einer Erleichterung.

Humorvolle Kommunikation zwischen Arzt und Patient zum Thema „Tod“ ist im medizinischen Alltag natürlich heikel. Denn bei vielen Patienten, die sich wegen einer Erkrankung beim Arzt präsentieren, spielt oft direkt und manchmal weit im Hintergrund die Angst vor dem Sterben und der eigenen Endlichkeit eine Rolle. Humor kann da schnell misslingen und als der Lage ungenügend empfunden werden.

Dass Medizin eine nährstoffreiche Grundlage von Komik ist, hat ihren Grund aber andererseits auch gerade in dieser Vermutung des Unpassenden: Der „Ernst des Lebens“, die gestörte Gesundheit, die angeschlagene physische und psychische Integrität und letztlich auch die verhaltene oder konkrete Auseinandersetzung mit der eigenen körperlichen Angreifbarkeit löst Ängste und Sorgen aus. Auf dem Feld dieser Ängste Humor blühen zu lassen, kann auch gelingen, weil das Lachen die Angst und den Tod konterkariert. So wie bei Beerdigungsfeiern oft irgendwann die Trauer in Lachen übergeht, weil der Mensch nach einem Ausgleich der Gefühle sucht, und nach jedem lang andauernden Gefühlsextrem nach dem Gegenteil dürstet.

2.3.3 Was nicht passt, wird passend gelacht

Diese Funktion, die Freud als psychische Reaktion deutet, ist auch Basis einer weiteren einflussreichen Theorie zur Frage, wie das Lachen entsteht. Es ist die „Theorie der Inkongruenz“, die im Kern auf Immanuel Kant zurückgeht, der schrieb: „Es muss in allem, was ein lebhaftes erschütterndes Lachen erringen soll, etwas Widersinniges sein (...) Das Lachen ist ein Affekt aus der plötzlichen Verwandlung einer gespannten Erwartung in nichts.“ [8].

Das heißt, Kant sieht im Humor die überraschende Enttäuschung einer logischen Erwartung. Ein Humorprinzip, das man schon bei Babys beobachten kann: Viele Babys lachen, wenn man sich ihrem Gesicht mit der Hand vorsichtig nähert und sie dann zum Beispiel mit einem lustigen Geräusch am Bauch oder Fuß kitzelt. Die Erwartung, dass die Hand vielleicht das Gesicht berührt, wird aufgelöst in eine andere Erfahrung von Haut und Ohr. Das Baby lacht, was zeigt, dass dieser Mechanismus des Lachens – also der überraschende Bruch einer Erwartung – bereits in den Grundstrukturen des menschlichen Gehirns angelegt sein muss. Interessanterweise zeigt die erheiterte Reaktion von Babys, dass Komik nicht zwangsläufig an Sprache gebunden ist. Manchmal reicht auch nur ein Bild, eine Berührung oder ein Geräusch, welche das Signal zum Lachen geben. So wie beim Rheinländer der Tusch.

Kants Überlegungen wurden von vielen Gelehrten wie zum Beispiel dem schottischen Philosophen James Beattie unterstützt, der feststellte, dass das Lachen sich „aus der Beobachtung von zwei oder mehreren inkonsistenten, unpassenden oder inkongruenten Bestandteilen oder Sachverhalten“ ergibt [9]. Dieses Prinzip offenbart

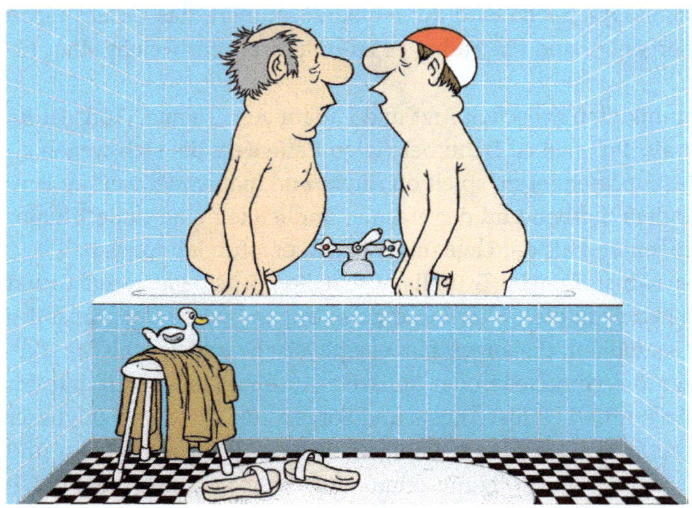

Abb. 2.1: „Badewannenszene" von Loriot. Aus Loriot *Dramatische Werke,* © Copyright 1981, 2016 Diogenes Verlag AG Zürich.

sich differenziert in zahlreichen Ausprägungen von Humor. Nimmt man zum Beispiel einen schon klassischen Sketch wie Loriots „Badewanne" (Abb. 2.1), in dem zwei Männer versehentlich nackt in der gleichen Badewanne sitzen und sich sehr höflich über die Umstände eines gemeinsamen Bades und die Benutzung einer Bade-Ente streiten: Hier gibt es die Erwartung, dass die Situation zu einer emotional heftigen Reaktion und zum sofortigen Rückzug eines der Teilnehmer aus der Wanne führen müsste. Diese Erwartung konterkariert der Sketch aber, indem beide Männer in der Wanne verbleiben und auf der Ebene eines sehr gepflegten und disziplinierten Gespräches die Benutzung der Bade-Ente erörtern. Dazu reden sie sich höflich mit dem Nachnamen an: Herr Müller-Lüdenscheidt, Herr Dr. Klöbner. Hier stoßen also die Ebenen der intimen, privaten und informellen Situation des gemeinsamen Bades mit der Ebene des distinguierten, distanzierten und unprivaten Gespräches zweier seriöser Herren zusammen. Und diese Inkongruenz ist es, aus der die Szene über ihre ganze Länge die Komik bezieht. Die Auflösung einer Erwartung in ihr Gegenteil im Sinne Kants.

Dessen Denkansatz zum Komischen wurde im 20. Jahrhundert vor allem von Sprachwissenschaftlern rund um den Linguisten Victor Raskin der amerikanischen Purdue University weiterentwickelt, die den Ursprung des Lachens in miteinander inkongruenten Skripten sehen, die durch einen unpassenden, aber logischen Mechanismus aufgelöst werden [10].

Ein Beispiel ist der bereits zum europäischen Kulturerbe gehörende Sketch „Ministry of silly walks" von Monty Python, in dem die Ebene eines Ministeriums mit der

Ebene des albernen Gehens verbunden wird: Ein Mann betritt eine Behörde, um einen Antrag zu stellen. Diese Ebene ist als „Skript“ und Erfahrung bekannt und wenig komisch. Jedoch handelt es sich um ein „Ministerium für albernes Gehen“, in dem nicht nur alberne Gangarten von Bürgern finanziell gefördert werden, sondern auch alle Mitarbeiter selbst „albern“ gehen. Die Ebenen „Bürokratie“ – also Ernst, Sinn und Trockenheit – und das Skript „albernes Gehen“ – also Quatsch, Unsinn und Spaß – stoßen hier aufeinander, werden aber so aufgelöst, dass sich alle Figuren des Sketches vom Antragsteller über den Minister bis zur Sekretärin absolut logisch nach den Mustern einer Behörde verhalten. Es gibt einen Antrag mit Vorführung eines komischen Gangs, einen behördlichen Hinweis, wie der Gang noch komischer werden könnte, eine Erörterung, eine Entscheidung und einen Kaffee, der von einer albern gehenden Sekretärin serviert wird.

Die beiden gelernten Skripte „Behörde“ und „albern Gehen“ verbinden ihre inkongruenten Inhalte in einer neuen, gemeinsamen Logik. Dadurch entsteht der Witz des Sketches.

Die Inkongruenz-Theorie ist das, was man in der komödiantischen Praxis auch als „Fallhöhe“ bezeichnet. Dieser Begriff definiert die Differenz zwischen einer erwarteten Situation und der unerwarteten Auflösung. Fallhöhe ist das Grundprinzip einer hohen Prozentzahl von komischen Ausdrucksformen: Zum Beispiel der Film „Tootsie“, in dem der Protagonist sich als Frau verkleidet, um bei einem Bewerbungsgespräch bessere Chancen zu haben. Die Fallhöhe ist die Behauptung, eine Frau zu sein und als solche wahrgenommen zu werden, im Gegensatz zur Realität des eigentlich männlichen Geschlechts. Aus diesem simplen Zusammenstoß von „Skripten“ bezieht der Film seinen gesamten Witz.

Je mehr „Fallhöhe“ eine Situation hat, also je stärker der Zusammenstoß von Erwartung und Realität ist, umso leichter entsteht Komik. Und genau daraus erklärt sich auch die große Menge an Witzen im medizinischen Umfeld: Die Erwartung an Medizin ist, dass sie dem Patienten bei seiner Erkrankung hilft, ihn heilt und ihm seine Sorgen und Ängste nimmt. Die Fallhöhe, wenn diese Erwartung nicht erfüllt, bzw. mit einer anderen Logik als der helfenden konterkariert wird, ist daher sehr hoch. Wie in folgendem Beispiel: Ein Patient fragt den Arzt: „Herr Doktor, wie lange habe ich mit meiner Krankheit noch zu leben?“. Der Arzt sagt: „Zehn“. Und der Patient: „Zehn was? Wochen, Monat, Jahre?“. Und der Arzt: „Neun, acht, sieben, sechs …“. Hier sind Inkongruenz und Fallhöhe sehr gut zu beobachten. Der Patient ist in großer Not. Ihm droht der Tod, und er will über seinen Zustand aufgeklärt werden. Die natürliche Erwartung wäre, dass der Arzt ihm eine seriöse, mitfühlende, ruhige und ehrliche Antwort gibt und dabei Empathie zeigt. Die Reaktion des Countdowns ist das völlige Gegenteil des Erwarteten. Zum einen, weil ein unerwarteter, extremer Zeitdruck suggeriert wird, der in einer solchen Gesprächssituation vermutlich sehr selten vorliegt, zum anderen, weil der Arzt seine Antwort auf eine alberne, unseriöse und spielerische Art und Weise präsentiert, die der Situation absolut nicht angemessen ist. Es ist die Fallhöhe zwischen Ernst und Ruhe sowie Hektik und Spiel, die in diesem kleinen Witz das Lachen hervorruft.

2.4 Humor in der Medizin – Möglichkeiten und Grenzen

Die grundlegenden Theorien zur Entstehung des Lachens zeigen, dass sie im medizinischen Bereich besonders leicht eine Realisation erfahren können. Durch den ernsten Hintergrund, den Medizin meistens hat, entstehen im alltäglichen Verhältnis von Arzt und Patient schnell inkongruente Kontexte und Fallhöhen, die zu witzigen Situationen führen können. Dazu sind medizinische Fragen oft mit Tabus belegt, die im Freudschen Sinne eine Befreiung erfahren wollen. Und auch das Thema der Überlegenheit vom Arzt gegenüber dem Patienten und von beiden – günstigstenfalls – gegenüber der Krankheit findet sich oft im medizinischen Alltag.

Die Art des Humors im oben genannten „Countdown-Witz" ist dabei natürlich unangemessen. Humor sollte sich nicht über die Situation des Patienten lustig machen, sonst ist das Arzt-Patienten-Verhältnis dauerhaft gestört. Humor darf sich in der Medizin nie unempathisch und kalt zeigen. Wenn ein Patient bei der Blutabnahme erschreckt zuckt, ist Mitgefühl gefragt. Ein Satz wie: „Oh, Sie sind aber empfindlich. Sie weinen bestimmt auch bei Rosamunde Pilcher" wäre sicherlich falsch.

Flapsige Bemerkungen, Witze über Patientenverhalten und komisch gemeinte Sätze, die den Patienten und seine Anliegen nicht ernst nehmen oder gar lächerlich machen, kommen dennoch oft ungewollt in der Kommunikation zwischen Arzt und Patient vor. Dies liegt häufig im Wissensvorsprung des Arztes gegenüber dem Patienten begründet. Der Arzt weiß meist, ob die Situation des Patienten ernst ist oder eine alltägliche Routineaufgabe. Während der Patient beim Arztbesuch häufig im Unklaren über seine Situation ist, hat der Arzt oft schnell ein klares Bild. Sein Blick auf die Lage des Patienten ist nicht von Angst, Besorgnis und Unwissenheit geprägt, sondern im Idealfall von Routine, Überlegung und Wissen. Der Weg im Umgang mit der Krankheit, den der Patient noch mit fragendem Blick betrachtet, ist für den Arzt oft bereits klar und mit allen Unwägbarkeiten durchdacht und mehrfach erlebt. Dadurch kann es passieren, dass ein Arzt – gerade im Stress der täglichen Praxis – die Sorge und Angst eines Patienten als unangemessen empfindet, so dass er darüber eventuell sogar mit Humor und Witzen reagiert. Patienten, die wegen harmloser Fragen emotional überreagieren, können auf einen Arzt auch komisch wirken und Zielscheibe von Witzen und Spott werden.

Humor kann im medizinischen Kontext somit vermintes Gelände sein. Schnell kann ein Patient Witze und Humorversuche des Arztes als Missachtung seiner Sorgen, als Herablassung oder sogar als Unseriosität des Mediziners deuten.

Lohnt es sich überhaupt, bei diesen zahlreichen Fallstricken Humor in der Medizin einzusetzen? Die Frage sollte eindeutig positiv beantwortet werden, wenn der Humor mit der richtigen Zielsetzung und Stoßrichtung in den therapeutischen Prozess einbezogen wird. Humor hat dabei verschiedene Wirkungen, die nicht nur das Verhältnis zwischen Arzt und Patient betreffen, sondern auch den Heilungserfolg positiv beeinflussen können.

2.4.1 Angstabbau durch Distanz

Ein wichtiger Effekt beim Einsatz von Humor in der medizinischen Kommunikation ist sicherlich der Angstabbau durch Distanzierung. Wie oben bereits erläutert, sind Komödien oft nichts Anderes als Dramen mit einer distanzierten Perspektive. Der volkstümliche Satz: „Morgen lachst Du über Deine Probleme von heute" ist insofern richtig, dass viele Ängste und Probleme im Moment des Erlebens unangenehm und besorgniserregend sind. Hat man sie aber überstanden, gelingt es oft, darüber zu lachen, weil man sich vom Geschehenen auch emotional distanziert hat und sich selbst, sein Verhalten oder Fühlen nicht mehr aus der Innenperspektive, sondern eher von außen betrachtet. Dadurch wird oft eine realistischere Einschätzung von Situationen erreicht.

Lachen ist ohnehin nur in distanzierten, beobachtenden Situationen möglich. Konkrete Angst, Wut, Trauer und das Lachen darüber schließen sich aus. Fühlt man sich von unheimlichen Geräuschen in einem leeren Haus verängstigt, wird man erst über die Situation lachen können, wenn man das Licht eingeschaltet und gesehen hat, dass der Wind an den Fensterläden klappert. Haben wir Angst vor einer Darmspiegelung, werden wir im Moment der Angst nicht lachen können. Hat man die Harmlosigkeit des Eingriffs erlebt, ist das Lachen über die Situation und die eigene Angst davor möglich.

Auch verhaltenstherapeutische Ansätze in der Psychologie machen sich Mechanismen der Angstbewältigung durch Distanzierung zunutze. Die Methode, Ängste, Sorgen und Selbstwahrnehmung zu modifizieren, indem man sich und sein Handeln durch eine Perspektivverschiebung wie ein Zeuge von außen beobachtet, ist ein gängiges therapeutisches Verfahren. Ebenso spielen meditative Praktiken wie die Körperreise, in der man den eigenen Körper wie von außen betrachtet, eine wichtige Rolle in der Behandlung von Angstzuständen, Nervosität, Stress und negativen Gedanken. Durch die Distanzierung von einer belasteten Situation durch die Einnahme einer übergeordneten Position gelingt eine realistische Einschätzung.

Humor ist daher in der Medizin wie eine verhaltenstherapeutische oder meditative Übung zu sehen: Sobald es dem Mediziner gelingt, den Patienten zum Lachen über seine Situation, seine Krankheit oder auch über sich selbst zu bringen, ermöglicht er eine Distanzierung. Da sich Lachen und Angst ausschließen, ist jede Methode, den Patienten zu einem Lachen zu bewegen, eine heilsame und entspannende Maßnahme.

2.4.2 Humor schafft Vertrauen

Eine weitere wichtige Funktion von Humor in der ärztlichen Kommunikation ist die Stärkung des Vertrauensverhältnisses zwischen Arzt und Patient. Das bedeutet, dass Humor auf keinen Fall die Kompetenz des Arztes selbst in Zweifel ziehen sollte. Selbstironie oder das Spiel mit der Idee, der Arzt könnte seinen Beruf nicht beherrschen, verbitten sich. Ein Satz eines Zahnarztes wie „Ist das Ihre erste Wurzelbehandlung? Trifft sich gut. So geht's mir auch", kann von ironiefreudigen Patienten als lustig empfunden werden. Bei vielen anderen wird er bewusst oder unterbewusst das Vertrauen in den Arzt senken. Ein Arzt, der über die eigenen Fähigkeiten Witze macht, läuft Gefahr als „unfähig" konnotiert zu sein. Bei einer Operation vor der Vollnarkose zu sagen „Wir legen Sie jetzt mal schlafen, dann hören Sie nicht, wenn wir über Sie reden", kann ebenfalls von einigen Patienten als witzig aufgefasst werden. Eher werden so aber Ängste des Patienten latent geschürt. Patienten sind oft sensible und scheue Rehe, die Sätze von Ärzten weitaus empfindlicher interpretieren, als ebendiese Ärzte vermuten. Und oft verstehen Menschen gerade in tatsächlichen oder vermuteten Extremsituationen Humor nur sehr bedingt.

Vertrauen hingegen entsteht, wenn sich Arzt und Patient auf Augenhöhe befinden. Ein Satz vor einer ambulanten Operation wie „Es kommt jetzt eine ziemlich helle Lampe. Stellen Sie sich einfach vor, Sie drehen in Hollywood", geht schon eher in die richtige Richtung. Die angstauslösende Situation eines OP-Saals wird mit dem inkongruenten aber positiv assoziierten Bild „Film-Dreh" verbunden. Für den Patienten sorgt dieser unerwartete Vergleich dafür, die Situation als weniger ernst einzuschätzen. Er ist nicht mehr „Opfer" der Medizin, sondern „Star".

Ein Arzt, der eine Behandlung mit leichtem Humor begleitet, ohne sich selbst oder den Patienten zu attackieren, hat eine ebenso positive Wirkung auf den Patienten wie ein gut aufgelegter Pilot in 10.000 Meter Höhe auf einen Flugängstlichen. Er signalisiert: „Ich habe alles im Griff, sonst wäre ich nicht guter Stimmung und würde mit Ihnen nicht scherzhaft plaudern." Das Vertrauen wird gestärkt. Daher eignen sich im medizinischen Bereich auch alle Arten von Humor, die positiv und komisch in die Zukunft blicken und keine Ängste wecken. So ist es vor einer Magenspiegelung eher nicht gut zu sagen: „Den Schlauch zu schlucken ist nicht schön. Aber Labskaus kriegt man schlechter runter." Besser ist: „Was ist Ihr Lieblingsgericht? Wir schauen nun mal in Ihren Magen, um zu sehen, wo das bald wieder liegt."

Humor kann helfen, die Gemeinschaft zwischen Patient und Arzt zu stärken und dazu gemeinsam den „Gegner", die Krankheit, in ihrem emotionalen Einfluss über den Patienten zu begrenzen. Das, worüber man gemeinsam lacht, verliert an Macht. Eine Krankheit oder eine Behandlung, über die ich lachen kann, ist als Aggressor bereits geschädigt. Denn Lachen ist eine Haltung des autonomen Subjekts gegenüber einem Gegenstand, über den es sich erhebt wie von Platon beschrieben, Lachen ist die Freisetzung psychischer Energie durch Lösung von Hemmungen und unterdrückten Gefühlen wie Freud es sah, und Lachen ist auch die Auflösung von Inkongruenzen, zum Beispiel der Inkongruenz als Patient in einer vermeintlich gefährlichen und bedrohlichen Lage zu sein mit der konkreten Erfahrung einer heiteren Stimmung.

2.5 Wie kann das gehen? Praktische Anwendungen von Humor am Beispiel einer Schrittmacher-Implantation

Grundvoraussetzung für jede humoristische Kommunikation in medizinischen Prozessen ist natürlich, dass Ärzte überhaupt mit ihren Patienten reden und reden wollen. Der Stress im medizinischen Alltag, der enorme Wissensvorsprung des Arztes vor dem Patienten und zuweilen auch einfach eine Unfähigkeit von Ärzten, die Bedeutung der Kommunikation mit Patienten anzunehmen und zu erfüllen, sorgen oft für frustrierende Situationen im Verhältnis zwischen Arzt und Patient. Der Wunsch vieler Patienten, mehr mit dem Arzt zu sprechen, Zeit mit ihm zu haben, widerspricht dem zunehmenden Effizienz-Verdikt, das in medizinischen Abläufen entstanden ist. Dennoch ist dieser Wunsch berechtigt. Denn dass Empathie, Sympathie und der Aufbau eines Vertrauensverhältnisses zwischen Arzt und Patient die Heilung von Krankheiten begünstigt und dem Patienten Kraft und Zuversicht geben können, ist unbestritten. Daher ist es sinnvoll, sich für Gespräche, Behandlungen und Untersuchungen auch als Mediziner Kommunikationsstrategien zu überlegen, die dem Patienten und damit auch dem Arzt selbst den Umgang mit einer Erkrankung oder einem Eingriff erleichtern.

Ein sehr wesentlicher Punkt ist dabei, als Arzt die möglichen Ängste von Patienten zu antizipieren und ernst zu nehmen, ihnen mit Mitgefühl, Verständnis und Hoffnung zu begegnen. Der Patient ist nicht das Objekt der ärztlichen Kunst. Patient und Arzt sind Partner im Einsatz gegen Erkrankungen. Diese Partnerschaft muss für den Patienten fühlbar sein.

Dazu gehört im Wesentlichen die Offenheit des Arztes, auch solche Abläufe und Strategien zugewandt und mitfühlend zu erklären, die er bereits tausendfach erklärt hat.

So ist zum Beispiel die Ultraschall-Untersuchung des Herzens für einen Kardiologen ein Standardverfahren, das er in der Regel schnell und effizient erfüllen möchte. Für viele Patienten hingegen kreisen die Gedanken bei solch einer Untersuchungen um die Frage: Ist alles in Ordnung? Für zahlreiche Herzkranke ist die Untersuchung bis zur positiven Bestätigung oft mit einer Besorgnis oder auch Angst verbunden. Die Situation wird enorm erleichtert, sendet der Arzt schon früh Signale während der Untersuchung: „Ah, ich habe einen tollen Blick auf ihr Herz. Das ist für uns Kardiologen so schön wie ein Sonnenaufgang am Meer“, „Im Rheinland sagt man über menschliche Eigenschaften den Satz: Hauptsache das Herz ist gut! Und dass das bei Ihnen so ist, habe ich hier als Beweisfoto.“ Oder auch: „Wenn ich mal nichts sage, liegt das nicht dran, dass ich nicht gern plaudere. Für mich ist das hier wie im Museum. Je genauer man die Bilder anguckt, umso mehr kann man erkennen. Sie sind jetzt für mich wie die Mona Lisa.".

Kommunikation bedeutet im Praxisgespräch in erster Linie Beruhigung für den Patienten durch Information. Ein Schweigen des Arztes hingegen kann von Patienten immer so aufgefasst werden, dass etwas nicht in Ordnung ist oder der Arzt eine bestimmte Wahrheit nicht sagen will. Erst wenn Arzt und Patient weitgehend zeitgleich informiert sind, kann eine Partnerschaft auf Augenhöhe entstehen.

Sehr wichtig ist Kommunikation zwischen Arzt und Patient gerade bei größeren Eingriffen, die bei Bewusstsein des Patienten stattfinden, wie zum Beispiel der Implantation eines Herzschrittmachers.

Anhand des Prozederes dieser Eingriffe sollen im folgenden Möglichkeiten zum Einsatz von Humor identifiziert werden.

Für viele Patienten ist die erstmalige Implantation eines Schrittmachers eine angsteinflößende Situation. Dies kann verschiedene Phasen des Eingriffs betreffen. Dazu einige Vorschläge für humorvolle Interventionen des Arztes.

2.5.1 Vorbesprechung

Der Patient wird auf den Eingriff und seine Notwendigkeit vorbereitet. Dabei gibt es gewiss Fragen nach dem Grund für den Eingriff. Der behandelnde Arzt könnte dies zum Beispiel mit folgenden Bildern begleiten:

„Ich weiß nicht, wie es Ihnen geht. Aber ich brauche morgens immer einen Wecker, um wach zu werden. Sonst verschlafe ich. Manche Menschen brauchen das nicht und werden von allein wach. Ihrem Herzen geht's ein wenig wie mir. Es muss manchmal geweckt werden, und dann kann es alle seine Aufgaben erfüllen. Das, was wir Ihnen einbauen, ist im Prinzip ein Wecker."

„Manchmal braucht man im Leben ein wenig elektronische Unterstützung. Das ist wie bei der Tour de France: Mit einem E-Bike geht es leichter. Und so ist es auch mit Ihrem Herzen. Das braucht ein wenig Unterstützung, und dann fährt es wieder vorne mit."

2.5.2 Anbringen der Messinstrumente und der OP- Kleidung

Anders als der Arzt kann der Patient die fremde Situation zu Beginn des Eingriffs als besorgniserregend empfinden. Mögliche Sätze, um diese Phase mit Humor für den Patienten zu entspannen, könnten sein:

Beim Einschalten der Beleuchtung:

„So jetzt gibt es erst mal Flutlicht. Das ist wie beim Fußball. Nur ein Unterschied: Bei manchen Fußballspielen kann man Herzprobleme kriegen. Bei uns wird man Herzprobleme los."

Beim Anlegen des EKGs und der Defi-Sonden

„Kennen Sie noch Pril-Blumen? Das waren so runde Aufkleber, mit denen man früher das Design in der Küche bunter gemacht hat. So was Ähnliches machen wir jetzt mit Ihnen. Nur dass Ihre Aufkleber leicht und ohne Scheuerpulver wieder abgehen."

„Es ist hier ein wenig wie bei einem neuen Fernseher. Man muss erst alles verkabeln, bevor das Programm losgehen kann. Entspannen Sie sich. Heute gibt's ne gute Arzt-Serie."

Beim Anziehen der OP-Kleidung

„Wir sind alle ausgebildet in Farb- und Stilberatung. Und wir finden, Sie können alles tragen. Aber grün finden wir heute am besten."

„Der Kittel ist sehr schick. Einziger Nachteil: Es ist hinten offen. Also: Hinterher bitte nicht mitnehmen und in Düsseldorf auf der Kö tragen."

Beim Aufbau des grünen Sichtschutzes

„Während des Eingriffs haben wir ein Entspannungsprogramm für Sie: Wir simulieren eine grüne Alpenwiese, direkt vor ihrer Nase. Auf Wunsch muhen wir während der OP auch hin und wieder, damit Sie uns das auch glauben."

„Wir bauen jetzt mal ein Tuch auf. Da haben viele Patienten das Gefühl, sie sind wieder 20 Jahre, im Urlaub und zelten. Viele fragen instinktiv nach der Wandergitarre."

Beim Anbringen des Herzmonitors

„Es kann sein, dass es gleich ein piependes Geräusch gibt. Das ist Ihr Herzschlag. Wenn es nervt, stellen Sie sich einfach vor, Sie sind im Urlaub an einem See, und es wäre der Paarungsruf einer sehr langweiligen Amsel."

Beim Platz nehmen auf der Liege

„Nehmen Sie nur Platz. Sollte es Ihnen ungemütlich werden, melden Sie sich. Wenn mir das Stehen ungemütlich wird, melde ich mich auch. Dann tauschen wir mal."

„Die Liege ist ein wenig unbequem. Aber wissen Sie: Sie sind ein netter Patient, wir sind ein nettes Team. Da muss zumindest die Liege ein bisschen ungemütlich sein. Sonst wollen wir hier am Ende alle gar nicht mehr weg."

Bei der Verabreichung eines Beruhigungsmittels

„Sie bekommen nun ein Mittel, dass Sie ein wenig müde macht. Fühlt sich ein wenig an wie Schach-WM gucken. In Zeitlupe."

2.5.3 Beginn des Eingriffs

Beim Setzen der örtlichen Betäubung

„Es gibt eine kleine Betäubung, damit Sie schmerzfrei sind. Darauf verzichten wir nur bei Fans von Fortuna Düsseldorf (oder andere Fußballmannschaft, die weit unten in der Tabelle steht). Die machen mit ihrer Mannschaft seit Jahren so viel mit, die müssen von Natur aus schmerzfrei sein."

„Es ist nur eine kleine lokale Betäubung. Wir hatten einmal einen Patienten, der hat während der ganzen OP-Vorbereitung laut Lieder von Helene Fischer gesungen. Das war der einzige, wo wir direkt auf Vollnarkose umgeschaltet haben."

2.5.4 Während der OP

Es empfiehlt sich selbstverständlich, während der OP mit dem Patienten zu sprechen und die erfolgten Schritte zu erläutern. Natürlich ist dabei entscheidend, nicht wie ein Comedian durchzuwitzeln, sondern sachliche Informationen zu geben und hin und wieder mit humorvollen Bemerkungen die Situation zu entspannen.

Beim Einsetzen des Schrittmachers

„Es glauben ja nicht alle Menschen an Schutzengel. Aber ich bin sicher, wir setzen Ihnen gerade einen ein."

Beim Test der Funktion des Schrittmachers

„Sie werden ihren Herzschlag jetzt etwas schneller spüren. Das fühlt sich dann an, als wären Sie in uns verliebt ... Und wir sind sofort bereit, das zu glauben."

In schwierigen Phasen der Operation, in der Konzentration und Ruhe gefordert sind

„Wenn ich mal nichts sage, keine Angst, dass ich eingeschlafen bin. Im Gegenteil. Das ist meine besondere Art zu zeigen, dass alles gut ist. Das ist ein Verhalten, das hat mein Mann/meine Frau bis heute nicht verstanden."

„Mit Operateuren ist es eigentlich wie mit Kindern: Wenn man sie nicht hört, ist alles in Ordnung."

2.5.5 Nach dem Eingriff

Nach dem Eingriff sind einige Informationen zum Umgang und zum Leben mit dem Schrittmacher notwendig. Auch diese können in einer humorvollen und Mut machenden Weise vermittelt werden.

Zum Thema Schrittmacher und Flugreisen

„Sie können mit dem Herzschrittmacher fliegen. Aber machen Sie sich nicht zu viel Hoffnungen. Das Ding ist High-Tech. Aber Sie brauchen dafür auch weiterhin ein Flugzeug."

„Bei der Sicherheitskontrolle im Flughafen können Sie als Schrittmacherträger einfach an der Sicherheitsschleuse vorbeigehen und werden dann abgetastet. Aber sagen Sie vorher Bescheid, bevor Sie einfach vorbeigehen. Sonst werden Sie nicht abgetastet, sondern festgenommen."

Zum Thema Schrittmacher und Handys

„Sie sollten Ihr Handy vom Schrittmacher entfernt tragen. Der Schrittmacher ist mit Ihnen als Gesellschaft total zufrieden. Der will keinen anrufen."

Zum Thema Elektrogeräte

„Zu Induktionsherden sollten Sie Abstand halten. Aber jetzt bitte keinen anschaffen, nur damit Sie zu Hause nicht mehr kochen müssen."

Zum Thema Nachsorge

„Kommen Sie bitte alle sechs Monate, um Ihren Schrittmacher überprüfen zu lassen. Außerdem haben wir dann alle auch Sehnsucht nach so netten Patienten wie Ihnen."

2.6 Zusammenfassung

Die Kommunikation zwischen Medizinern und Patienten ist wesentlicher und oft noch unterschätzter Teil von Therapien. Für Patienten ist der Kontakt mit allen Bereichen der Medizin häufig mit manifesten oder auch unbewussten Ängsten verbunden, da jede Störung des vertrauten körperlichen Gleichgewichtes ein Hinweis auf unsere Verletzlichkeit ist. Ärzten, die neben den medizinischen und fachlichen auch immer mehr administrative Aufgaben zu erfüllen haben, kann im Alltag die Bedeutung von gelungener Kommunikation mit den Patienten aus dem Blick geraten. In diesen Routinen und Herausforderungen auch noch humorvoll kommunizieren zu sollen, mag als unwichtiges Detail oder lässliche Petitesse wirken. Doch kann Humor in der Medizin viel bewirken. Er kann, wie gezeigt, Ängste durch Distanzierung abbauen, er kann das Vertrauen zwischen Arzt und Patient stärken, er kann beide zu einer zuversichtlichen „Kampf-Gemeinschaft" gegen die Krankheit und das Leiden machen.

Gerade in der Medizin ergibt sich Platz und Gelegenheit für humorvolle Kommunikation, denn die bekannten Mechanismen zur Entstehung des Lachens finden gerade dort fruchtbaren Boden.

Dabei ist nicht wichtig, dass Ärzte zu Entertainern werden oder sich jeden Morgen neue Scherze für die Patienten einfallen lassen. Im Gegenteil. Auch hier können Routinen helfen. Humorvolle Sätze, die in bestimmten Situationen des ärztlichen Alltags häufiger eingesetzt werden und ihre Wirkung entfalten.

Es geht für Ärzte sicherlich auch um ein Trial-And-Error-Verfahren. Bemerkungen können ausprobiert, Sätze getestet werden. Denn das Gute am Humor ist: Ob er als Lebenshaltung auf andere Menschen überspringt, ist leicht festzustellen: Wenn der Patient lacht, ist es gelungen. Denn wer lacht, hat keine Angst. Und wer keine Angst hat, begegnet auch einer Erkrankung gestärkt und zuversichtlich. So dass Medizin durch Kommunikation zu dem wird, was sich Mediziner und Patienten wünschen: Heilkunst.

Literatur

[1] Hierokles und Philagrios. Philogelos. Der Lachfreund. Griechisch-deutsch mit Einleitungen und Kommentar herausgegeben von Andreas Thierfelder. Verlag: München, Heimeran Verlag, 1968.

[2] Platon, Philebos. Hrsg. Karl-Maria Guth. Berlin 2017. Textgrundlage ist die Ausgabe: Platin: Sämtliche Werke. Berlin: Lambert Schneider [1940].

[3] Hobbes T. Vom Menschen. Hrsg. Günter Gawlick. Philosophische Bibliothek. Felix Meiner Verlag Hamburg 1959, S. 33.

[4] Neubert W. Die Wandlung des Juvenal. Berlin/Dietz; 1. Auflage (1. Januar 1966), S. 174, S. 199.

[5] Hohl M. Die Bedeutung und die Aufgabe des Kabarett-/Agitpropgruppen in der Deutschen Demokratischen Republik. Leipzig 1062, S. 33.

[6] Freud S. Der Witz und seine Beziehung zum Unbewussten. Berlin e-artnow, 05.11.2017, S. 72.

[7] Wisemann R. LaughLab. https://richardwiseman.wordpress.com/psychology-of-humour, zuletzt aufgerufen: 06.10.2021.

[8] Kant I. Kritik der Urteilskraft. Felix Meiner Verlag Leipzig 1913. S. 332.

[9] Beattie J. The works. On laughter and ludicrous composition. Hopkins and Earle, Philadelphia 1809. 152 ff.

[10] Raskin V. Semantic mechanisms of humor. Springer Netherlands 1984.

3 Kommödikation – Weder Comedy, noch Kommunikationswissenschaft

Brigitte Osswald

Auch in Zeiten von Effizienzsteigerung und Ökonomisierung der Medizin bedeutet der Kern des praktisch ärztlichen Berufes, sich die Zeit zu nehmen, dem Patienten zuzuhören und therapeutische Entscheidungen nicht nur anhand von Laborwerten und unterschiedlichsten bildgebenden Verfahren zu treffen. Allerdings besitzt Empathie keinen Abrechnungsschlüssel und die Anwendung moderner Technologien und Techniken in möglichst kurzer Zeit steht oft im Vordergrund.

Ein Lächeln, ein nettes Wort und etwas Schlagfertigkeit im Gespräch mit Patienten und Team bedeutet, zumindest für einen Moment das „Hamsterrad" zu verlassen und in angenehmer Runde die „Routine" zu bestreiten.

Es kostet am Anfang durchaus Überwindung, den Mantel des reinen „Technokraten", der auch seine praktischen Seiten hat, abzulegen. Sehr häufig besteht vor allem bei jüngeren Kollegen die Angst, mit etwas mehr „Lockerheit" Kompetenz zu verlieren. Daher erwarten die meisten Patienten eine eher kühle und rein sachliche Behandlung. Erlebt man das ungläubige, aber frohe Erstaunen, wenn der Patient sich als Mensch angenommen und nicht nur auf seinen Befund reduziert fühlt, ergibt sich automatisch der Wunsch, diese Atmosphäre auch beim nächsten Patienten zu erzeugen.

Im Gegensatz zur Comedy, in der der Fokus darauf liegt, Zuschauer dazu zu bewegen, auch weitere Male in ein Theater zu kommen, einen Comedian, Kabarettisten oder Satiriker als toll zu empfinden oder ein bestimmtes Programm einzuschalten, ist es ganz sicher nicht Ziel der Kommödikation, einen Patienten mehrfach wieder in der Klinik begrüßen zu dürfen.

Kommunikationswissenschaften erlauben, das Verhalten gezielt zu beeinflussen und bestimmte Strategien für bestimmte Ziele zu nutzen. Elemente daraus treffen sicher auch für die Kommödikation zu; Ziel ist aber nicht, den Patienten in eine bestimmte Richtung zu zwingen, sondern anhand seiner Äußerungen einerseits herauszuhören, ob man unberechtigte Ängste mindern kann, andererseits den Inhalt eines möglichst die ganze OP andauernden Gespräches anzubieten.

Kommödikation bedeutet, eine Angst-besetzte Situation für alle Beteiligten in ein Geschehen zu wandeln, das in positiver Erinnerung bleibt und in der Situation zu einer erheblichen Reduktion der vorhandenen Spannung führt. Nicht nur ein Patient hat Befürchtungen vor möglichen negativen Auswirkungen einer Operation, sondern das gesamte Team ist am Geschehen beteiligt. Die Freude, die durch eine entsprechende Atmosphäre während des Eingriffes erzeugt werden kann, damit die Reaktion des ganzen Teams nehmen Patienten durchaus schon bei Eintritt in den OP wahr. Dies ist nicht nur dem Patienten, den man behandelt, anzusehen. Auch der

https://doi.org/10.1515/9783110636512-003

Operationssaal, in dem täglich viele Stunden verbracht werden, ist nicht zwangsläufig ein Ort der Traurigkeit, den man so schnell wie möglich verlässt, sondern einer von viele Räumen, in denen mehrere Personen miteinander Arbeiten und versuchen, gemeinsam für den Betroffenen das optimale Ergebnis zu erzielen. Das ist auch in einer freundlichen, teilweise heiteren Atmosphäre erreichbar. Betritt eine Koryphäe im negativen Sinn den Operationssaal, darf niemand reden, alle sind angespannt, jeder kleinste Fehler beim Anreichen oder Assistieren hat teilweise absurde Konsequenzen. Zwar ist dieses Szenario glücklicherweise heute nicht mehr so oft anzutreffen, aber ausgestorben ist es definitiv nicht. Sätze wie: „Es ist sehr bedauerlich, dass ich mir nicht selbst assistieren kann" sind zwar noch harmlos, spiegeln aber eine Haltung, die es sehr schwer macht, potenzielle oder tatsächliche Fehler zu kommunizieren und Verbesserungen, damit eine Weiterentwicklung zuzulassen. „Ich mache prinzipiell keine Fehler" ist ein Satz eines Kollegen, der sehr zu denken gibt, aber tatsächlich einem Patienten wörtlich und so gemeint gesagt wurde.

Wie negative oder auch nur betont neutrale Stimmungen aufgenommen und über Jahre präsent bleiben, zeigt die Erfahrung, selbst in der Situation des Patienten gewesen zu sein.

Denn auch als „Kollege" ist man nicht davor sicher, vor einer kleineren OP für eine gefühlte Ewigkeit auf einer harten Pritsche in einer dunklen Ecke eines Flurs hinter einem Paravent mit Schmerzen „geparkt" zu werden; man sieht und hört vorbeilaufende Schatten, die sich über Gott und die Welt unterhalten und ist nicht sicher, ob überhaupt noch eine dieser vorbeihuschenden Gestalten realisiert, dass da jemand liegt. Man befürchtet, irgendwann von der Reinigungskraft bemerkt und wieder aus dem OP-Bereich geschoben zu werden, weil man „stört". Dabei sieht man wie jeder Patient, durch Wissen um mögliche Komplikationen gerade als Mediziner mit gewissem Respekt dem geplanten Eingriff entgegen. Zwar wurde nach einer Stunde dann tatsächlich die Operation eingeleitet, aber ein schlichtes „Hallo, alles o. k.?" zwischendurch wäre sehr beruhigend gewesen. So ist die Situation über 15 Jahre später noch „wie gestern", sehr negativ in Erinnerung geblieben, was aber dazu beigetragen hat, in der Klinik auf solche Dinge deutlich mehr zu achten und diesen Aspekt auch in der Lehre einfließen zu lassen.

Es klingt sehr simpel, schlicht durch Sprechen Entspannung zu erreichen. Allerdings erzeugt nicht jede Ansprache per se eine positive Wirkung. Die Spanne zwischen einem „Clown" und einem lupenreinen Technokraten ist formal riesig, im Einzelfall aber auch in einer Person vereint:

In der Kinderklinik liegt ein ca. 9-jähriges Kind vor Schmerzen schreiend im Bett und ein Klinik-Clown versucht verzweifelt und vollkommen nutzlos, es durch mehr oder minder lustige „Späße" abzulenken. Hier stellt sich auch für einen unbeteiligten Zuschauer die Frage, den Clown nicht schlicht und einfach aus dem Zimmer zu komplementieren. Nach solch einem „Event" ist klar, dass auch Clowns gelegentlich technokratisch ohne jegliche Empathie ihren „Job" erledigen können, was selbst einem Zuschauer auf Dauer Clowns unabhängig von Können und Persönlichkeit deutlich weniger lustig erscheinen lässt; die Erinnerung an das grauenvolle Bild relativiert auf Dauer selbst die witzigste Zirkusnummer.

Beim intraoperativen Ansagen wie: „So, jetzt ist Schnitt!“ oder „Sie dürfen sich jetzt auf keinen Fall mehr bewegen“ ist selbst bei vorbildlicher Lokalanästhesie die Empfindung des Skalpelldruckes als Schmerz und ein unwillkürliches Anspannen der gesamten Muskulatur vorprogrammiert.

Es scheint einfach, diese Dinge zu erkennen und einen Weg zu finden, in dem der Patient Vertrauen aufbauen kann und trotz eines entspannten Umgangs kein Zweifel an der Kompetenz aufkommt. Dies bedeutet, jeweilige Situationen einzuschätzen (kann ein Patient aktuell etwas mit einer scherzhaften Bemerkung anfangen?) und dementsprechend die Kommunikation zu gestalten.

Kommödikation steht in erster Linie für die intraoperative Kommunikation. Dennoch soll in den folgenden Abschnitten unter Verweis auf das Empfinden des Patienten auch der „Weg in den OP“ nachgezeichnet und auf einige „Routine“ verwiesen werden, deren moderate Veränderung bereits sehr positive Effekte erzielen kann und von den Patienten durchaus wahrgenommen wird.

3.1 Indikationsstellung von Interventionen am Beispiel einer Herzschrittmacher-Operation

Wenn sich ein Patient zu einer Herzschrittmacher-Operation vorstellt, hat er in der Regel bereits die dazugehörige Diagnostik und damit bereits viele „Stationen“ durchlaufen.

Die Indikation für die Herzschrittmacheroperation erfolgt anhand von „Leitlinien“, die nach aktueller Studienlage von Zeit zu Zeit aktualisiert und korrigiert werden. Diese Leitlinien helfen, entsprechend erhobener Befunde eine für den individuellen Patienten zutreffende Therapieform auszuwählen. Darüber hinaus beinhalten sie räumliche und personelle Voraussetzungen für bestimmte Interventionen. Hier sind größtenteils auch Empfehlungen für das praktische Vorgehen zu finden, beispielsweise welchem Anästhesieverfahren der Vorzug zu geben ist. Die Basis der Leitlinien bilden wissenschaftliche Studien, die vor dem Eingang in die Empfehlung einem strengen Prüfungsprozess unterliegen und hinsichtlich einer statistisch und klinisch korrekten Vorgehensweise von Experten auf dem jeweiligen Gebiet begutachtet werden. Gibt es keine Studien, entscheidet das Gremium über Verfahrensvorgaben. Als Beispiel ist hier die Nationale Versorgungsleitlinie der chronischen koronaren Herzerkrankung aufgeführt, da es für die Anwendung von Lokalanästhetika keine und für die Herzschrittmacherimplantation nur eine kurzgefasste Leitlinie der kardiologischen Fachgesellschaft gibt:

Jeder nationalen Versorgungsleitlinie geht im Eingangskapitel „Leitlinien als Entscheidungshilfe“ folgender Passus voraus: „Bei einer nationalen Versorgungs-Leitlinie (NVL) handelt es sich um eine systematisch entwickelte Entscheidungshilfe über die angemessene ärztliche Vorgehensweise bei speziellen gesundheitlichen Problemen im Rahmen der strukturierten medizinischen Versorgung und damit um eine Orientierungshilfe im Sinne von „Handlungs- und Entscheidungsvorschlägen“, von denen in begründeten Fällen abgewichen werden kann oder sogar muss [1]. Die Entscheidung darüber, ob einer bestimmten Empfehlung gefolgt werden soll, muss individuell unter Berücksichtigung der beim jeweiligen Patienten vorliegenden Gegebenheiten und Präferenzen sowie der verfügbaren Ressourcen getroffen werden [2]. Jede Leitlinie enthält mindestens ein Flussdiagramm (S. Abb. 3.1 [3]) und ermöglicht, jeden Patienten zu kategorisieren und anhand objektiver Kriterien den optimalen Behandlungsweg zu finden.

Somit befinden sich Ärzte heute rein formal zumindest für die häufig vorkommenden Erkrankungen in der komfortablen Situation, auf wissenschaftlich fundierte Expertenempfehlungen rückgreifen und den Patienten die aktuell optimale Therapie anbieten zu können. Dies ist Sinn und Zweck der Leitlinien. Auch wenn es sich nur um eine „Empfehlung“ handelt, ist die Entscheidungsfreiheit des Arztes insofern limitiert, als bei juristischen Konsequenzen Gutachter in der Regel auf die Leitlinien zurückgreifen, um die Konformität der jeweiligen Behandlung zu prüfen.

Diese damit sehr sperrig erscheinende „Entscheidungshilfe“ entspricht in der Regel jedoch der ohnehin täglich geübten Praxis. Um diese Entscheidung zu treffen, bedarf es nur des Wissens um bestimmte Befunde, die in einer Art Checkliste abgearbeitet werden kann. Interessanterweise hat sich gerade bei der Herzschrittmachertherapie trotz aller Technisierung die Indikationsstellung in den letzten Jahren insofern deutlich geändert, als die subjektive Wahrnehmung der Herzrhythmusstörung eine deutlich höhere Gewichtung bekommen hat. So hängt bei einer Erkrankung des Sinusknotens die Indikation für oder gegen einen Herzschrittmacher letztlich von einer entsprechenden Symptomatik (Schwindel, Ohnmacht = „subjektive Beschwerden“), nicht mehr in erster Linie vom Elektrokardiogramm (Nachweis von Unregelmäßigkeiten mit definierten Pausen = „objektives Kriterium“), sondern im Wesentlichen von der Beeinträchtigung durch die Herzrhythmusstörung (symptomatische Herzrhythmusstörung) ab.

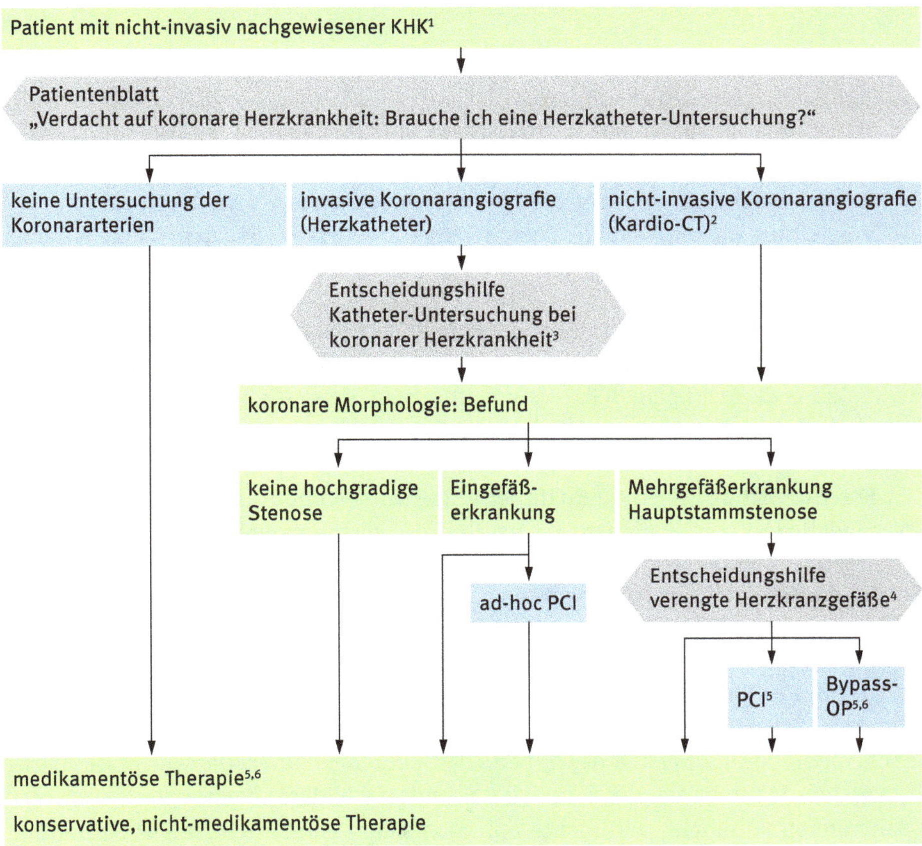

[1] siehe Kapitel 4 Diagnostik bei (Verdacht auf) KHK
[2] derzeit nicht im Leistungsumfang der GKV
[3] Patientenblatt „Entscheidungshilfe: Katheter-Untersuchung bei koronarer Herzkrankheit: Stents einsetzen oder erstmal abwarten?“
[4] Patientenblatt „Entscheidungshilfe: Verengte Herzkranzgefäße: Stent oder Bypass?“
[5] Therapieziel: Verbesserung von Symptomatik und Lebensqualität
[6] Therapieziel: Verbesserung der Prognose

Abb. 3.1: Nationale Versorgungsleitlinien chronische koronare Herzkrankheit. Quelle: Modifiziert nach Bundesärztekammer (BÄK), Kassenärztliche Bundesvereinigung (KBV), Arbeitsgemeinschaft der Wissenschaftlichen Medizinischen Fachgesellschaften (AWMF). Nationale VersorgungsLeitlinie Chronische KHK – Langfassung, 5. Auflage. Version 1. 2019 [cited: 2021-06-10]. DOI: 10.6101/AZQ/000419.

3.2 Operationsvorbereitungen

Die Operationsvorbereitungen beinhalten nach Abgleichen einer korrekten Indikationsstellung drei wesentliche Punkte:

1. Aufklärung des Patienten am besten mit einer Schemazeichnung, um das Vorgehen und die geplante Lage der Elektroden und des Aggregates zu zeigen
2. Festlegen des Zuganges und des chirurgischen Vorgehens bei der Operation
3. Vorstellung dessen, wie das postoperative Ergebnis bei idealem Vorgehen aussehen soll.

Zu (1): Kleine Schemata wie in Abb. 3.2 können zur Veranschaulichung dessen, was geplant ist, erheblich beitragen. Dies vor allem unter dem Aspekt, dass selbst wenn der aufklärende Arzt in einen Fachjargon abrutscht, dennoch halbwegs klar wird, wo beispielsweise die Implantate liegen werden und wie das Ganze „von innen" aussieht.

Ebenso wichtig ist eine strukturierte, der Intervention angepasste Aufklärung über mögliche Komplikationen. In der Medizin, insbesondere in der Herzchirurgie gibt es zur präoperativen Einschätzung des Operationsrisikos viele sogenannte Scores. Diese werden gelegentlich auch zur „objektiven" individuellen Aufklärung eingesetzt, obwohl sie dafür aber sowohl aus mathematischer als auch aus ethischer Sicht nachgewiesenermaßen ungeeignet sind.

Zu (2): Es gibt viele Wege, die nach „Rom" führen, bzw. beinahe das volle Spektrum von Schnittführungen und Inzisionslängen bei der klassischen Herzschrittmacheroperation im Bereich der linken oder rechten Schulter. Das alte chirurgische Prinzip, zur Minimierung der Narbe den Schnitt nach Möglichkeit entlang der Hautspaltenlinien zu führen, wird heute nur noch selten berücksichtigt. Die Schnittfüh-

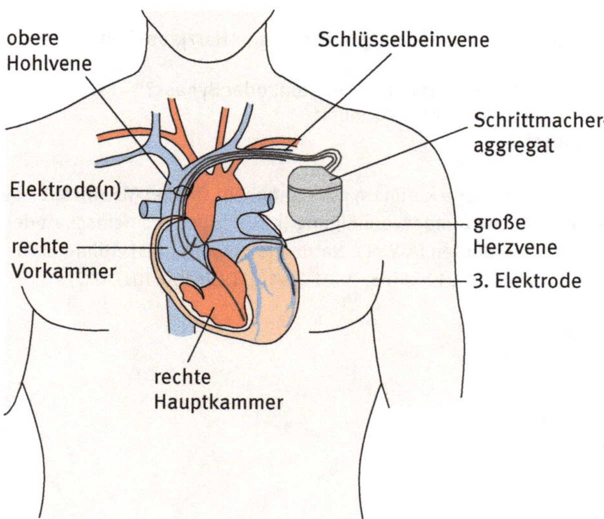

Abb. 3.2: Schemazeichnung Herzschrittmacherimplantation (modifiziert nach einer Grafik aus dem Aufklärungsbogen ChT04a des Thieme-Compliance-Systems. Erschienen bei Thieme Compliance GmbH, Am Weichselgarten 30a, 91058 Erlangen, www.thieme-compliance.de.).

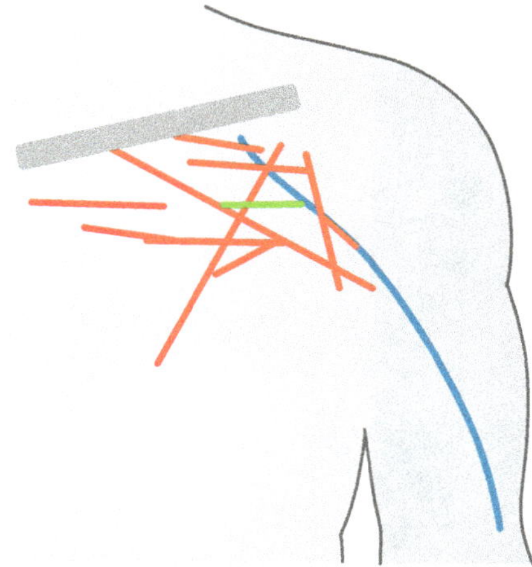

Abb. 3.3: Mögliche Inzisionen thorakal.

rungsplanung für eine Herzschrittmacherimplantation erstreckt sich je nach Befund auf Bereiche des Thorax (Abb. 3.3), ggf. auch des Abdomens. Jede rote Linie entspricht einer der zahlreichen Schnittführungen, die bei Patienten bestehen können. Die blaue Linie bezeichnet die oberflächlich verlaufende Armvene, die einen Risikoarmen Zugangsweg der Herzschrittmacherelektroden darstellt und von sehr vielen Inzisionen aus unerreichbar ist.

Mit Modifikationen der grünen Inzisionslinie (Abb. 3.3) kann beinahe jedem Patientenwunsch (z. B. Erhalt des Dekolleté) entsprochen werden; seltene Zugänge sind in der Regel allerdings komplikationsträchtiger. Abgesehen von der Kosmetik gibt es zahlreiche weitere Gründe für eine alternative Inzision. Häufig befürchten Jäger, ihr Gewehr nicht mehr anstellen zu dürfen und präferieren daher die „freie" Seite, auch Musiker (Geige, Schlagzeug etc.) oder Patienten, die in ihrer Freizeit als Rucksack-Touristen unterwegs sind sowie Wanderer, die gerne einen schweren Rucksack tragen, stellen eine gewisse Herausforderung bei der bestmöglichen Wahl der Gerätelage, damit der Implantationstechnik dar.

Zu (3): In der Regel gibt es vor der Operation ein Röntgenbild der Thoraxorgane, um Zufallsbefunde, wie beispielsweise entzündliche Lungenherde, aber auch Tumor-verdächtige Strukturen sowie grobe anatomische Besonderheiten auszuschließen. Das präoperative Röntgenbild ist aber auch eine Grundlage für die Klärung der Frage, ob durch die Operation ggf. Komplikationen wie beispielsweise Luft zwischen der Brustwand und der Lunge (Pneumothorax) aufgetreten sind. Selten sind ganze Schrittmachersysteme oder Sondenreste (Abb. 3.4) bereits vorhanden und tauchen in keiner verfügbaren Dokumentation auf. Auch Verletzungsfolgen, die eine Operation erheblich beeinträchtigen können, sind im Schulterbereich nicht selten.

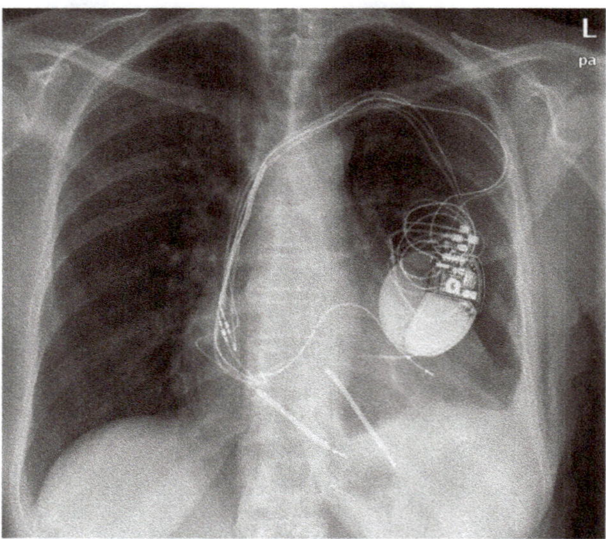

Abb. 3.4: Röntgen Thorax mit Sondenresten (6 Elektroden, von denen drei angeschlossen sind).

3.3 Köpfe

Im Vorfeld einer geplanten Operation, bzw. Intervention gibt es wie gezeigt eine Vielzahl von Maßnahmen und Befunden. In den letzten Abschnitten wurde auf den Inhalt der Krankenakte, das Elektrokardiogramm, Laborbefunde und die körperliche Untersuchung mit Fokussierung auf den geplanten Operationsbereich abgehoben. Auch das Röntgenbild der Thoraxorgane bezieht sich ausschließlich auf die dem Herzen benachbarten Strukturen.

Der „Kopf“ des Patienten erscheint in der üblichen Diagnostik von untergeordneter Bedeutung, ähnlich wie der Bauch, Arme oder Beine. In den üblicherweise genutzten Aufklärungsbogen ist ebenfalls nur der Torso bestenfalls bis zum Kinn zu sehen (Abb. 3.2), was die Darstellung ungemein einfacher macht. Denn wie soll ein schematisch dargestellter Patient auf einem Aufklärungsbogen aussehen? „Neutral“ oder freundlich dreinschauend, eher männlich oder weiblich? So reduziert der Verzicht auf den Kopf eine Menge möglicher „Probleme“. Auch Anatomie- und Chirurgie-Nachschlagewerke online oder gebunden, die sich mit den üblichen Schnittführungen beschäftigen, zeigen bestenfalls noch den Halsansatz (Abb. 3.3). Obwohl sich im Röntgenbild durchaus geschlechtsspezifische Merkmale finden können, fokussiert aber auch dieses auf gewebespezifische Abbilder des Herzens, der Lunge, von Knochen und Weichteilen im Brustraum (Abb. 3.4).

Dabei ist gerade der Kopf des Patienten sehr entscheidend, wenn es um Erfolg oder Misserfolg einer Therapie geht. Dies gilt nicht nur für eine Herzschrittmacher-Implantation. Ein Patient, der nicht hinter seiner Behandlung „steht“, empfindet ein Implantat stets als „fremd“, die Behandlung, wenn nicht als Qual, so mindestens als unangenehmes Ereignis und tut sich mit Handlungsanweisungen und Nachsorgen schwer. Es ist wichtiger, als zunächst zu vermuten, einem unentschlossenen oder nicht von der Richtigkeit der Maßnahme überzeugten Patienten die Zeit zu geben, die er für die Einsicht der Sinnhaftigkeit benötig. Hat er diese nicht oder wird mit Nachdruck oder in harscher Form zu einer Zustimmung gedrängt, ist die Wahrscheinlichkeit einer sogenannten „Non-Compliance" extrem hoch.

Im Bereich der Schrittmachertherapie bedeutet dies beispielsweise, dass Patienten nicht zu den Nachsorgen gehen und erst bei Funktionsverlust des Schrittmachers die erste Nachkontrolle erhalten, die dann unmittelbar die Indikation zum Aggregatwechsel bei leerer Batterie beinhaltet.

Von einem Gerät „abzuhängen" ist für viele Personen im täglichen Leben nicht nur ein unerwünschtes, im Falle einer Vorsorgevollmacht, beziehungsweise Patientenverfügung nicht selten abgelehnter Zustand. Wem ist schon angenehm, dass ein wenn auch kleines Gerät die Herzschlagfolge beeinflusst? Kaum ein Patient kann sich auch vor einer Operation von den Gedanken lösen, was sich alles ändert, sobald das Gerät die natürliche Schlagfolge ändert. Der natürliche Herzschlag gibt unter anderem auch Rückmeldung über die Emotionalität eines Menschen. Bei Angst und Aufregung rast das Herz, bei Trauer und in der Entspannung schlägt es langsamer. Patienten können somit befürchten, dass sich mit dem Einsatz eines Taktgebers am Herzen ihre Emotionalität verändert oder schlimmstenfalls fremdgesteuert wird. Wie oben angeführt, ist die Indikation bei jedem Patienten sorgfältig geprüft, aber der Patient bleibt mit seinen Vorstellungen von dem bevorstehenden Eingriff und der „Zeit danach" letztlich alleine; nur selten werden im Vorfeld Vorbehalte und Bedenken geäußert.

Spätestens die stationäre Aufnahme (auch bei ambulanten Operationen) bedeutet normalerweise, dass sich ein Patient zu einer Herzschrittmachertherapie entschieden hat; trotzdem ist während des Aufklärungsgespräches nicht selten eine erhebliche Unsicherheit zu spüren, die ernst zu nehmen ist.

Gerade in diesem Kontext kann ein flapsig daher gesagtes „stellen Sie sich nicht so an", wie auch unter Kap. 1 und 2 beschrieben, einen erheblichen Flurschaden auslösen.

Im Falle von Komplikationen werden Patienten häufig durch Ärzte, die den Eingriff nicht durchgeführt haben, in ihrer Meinung bestärkt, dass was „schief gelaufen" ist. Damit ist das Vertrauen selbst zu renommiertesten und erfahrensten Kollegen in der Regel dauerhaft zerstört. Es ist jedoch wichtig, nicht aus dem Blick zu verlieren, dass andere Kollegen – wie man selbst auch – weder unfehlbar sind noch absichtlich einem Patienten Schaden zufügen. Glücklicherweise begegnet man nur selten Kollegen, die ihren Patienten erzählen, sie würden niemals Fehler machen. Frei nach der Bibel „der werfe den ersten Stein ..." muss sich jeder praktizierende Arzt darüber im Klaren sein, dass selbst bei sorgfältigster Arbeitsweise Komplikationen niemals ausgeschlossen sind. Ganz sicher helfen Erfahrung und häufige Exposition, bestimmte Stolpersteine einer Intervention zu umgehen und mit schwierigen Situationen besser fertigzuwerden, aber den Stein der Weisen mit Universallösungen für komplikationslose Eingriffe muss erst noch jemand finden.

Kommt ein Patient von extern mit einer Komplikation, ist unumgänglich, sich mit den Kollegen vor Ort kurzzuschließen und die Hintergründe zu erfahren. Dinge, die der Patient als Versagen oder Fehler beschreibt, die vielleicht sogar bei hausinterner Wiedergabe von Informationen anschuldigend und wenig plausibel erscheinen, entpuppen sich sehr oft als durchaus nachvollziehbare, nach medizinischen Gesichtspunkten vollkommen korrekte Handlungsweisen. Handelt es sich in der Tat um „Fehler", ist eine Rückkopplung beinahe noch wichtiger, um weitere Patienten zu schützen. Viele Patienten gehen davon aus, dass die Ärzteschaft „zusammenhält" und sie daher keine Chance auf eine ehrliche und lückenlose Darstellung der Tatsachen bekommen. Sowohl bei Aufklärungen, aber auch bei Operationen aufgrund eingetretener Komplikationen können durchaus Befunde bestehen, deren Klärung sich erst im Rahmen der Operation ergibt. Insofern ist es manchmal nicht im Vornhinein möglich, den exakten Operationsweg zu erklären; allerdings ist auch das durchaus vermittelbar und bedeutet keine Schwäche, sondern die situationsgerechte Entscheidungsfindung während des Eingriffes. Ein schlichtes „wir machen das so wie immer" oder „wir werden sehen, was zu tun ist, das alles darzustellen ginge zu weit" ohne detailliertere Erklärung ist allerdings eher dürftig und kommt einem „es ist mir egal, ob es verstanden wird, oder nicht, da wir eh unseren Stiefel machen" gleich. Kürzt man dies weiter ab, bedeutet es „gerade habe ich keine Lust, das Vorgehen verständlich zu besprechen, beziehungsweise: „Friss oder stirb". Das ist nicht nur ausgesprochen unfreundlich, sondern schafft Distanz, deklariert den Patienten als unfähig, sich über seinen Gesundheitszustand und geplante Schritte in geeigneter Weise zu informieren. Das zumindest kann im Kopf eines Patienten vor sich gehen, auch wenn nur selten der als logische Konsequenz einsetzende Fluchtreflex umgesetzt wird.

Was für die gesamte Konversation, prä-, intra- und postoperativ zählt, ist die Aufrichtigkeit, mit der jedes Gespräch erfolgt. Spult man nur seinen Sermon ab und lässt der Persönlichkeit des Patienten nicht genügend Raum, entsteht nicht nur das Gefühl, eine Nummer zu sein, sondern signalisiert, dass keine Zeit, vielleicht auch kein Interesse an einer individuell ausgerichteten Behandlung besteht.

3.4 Kopfkino

Das Kopfkino ist heute stehender Begriff für die bildliche Vorstellung dessen, wie sich Abläufe gestalten, was für Probleme, aber auch Annehmlichkeiten ergeben können. Auch in der Welt moderner Medien mit durchaus qualitativ hochwertigen Dokumentationen und Internet-basierten Quellen weicht die Erwartungshaltung von Patienten häufig durchaus erheblich von der Wirklichkeit des Krankenhausalltages ab.

3.4.1 Ärztliche Behandlung in Serien und Spielfilmen

Die Diskrepanz zwischen den sehr zahlreichen Klinikserien, Spielfilmen und der Wirklichkeit ergibt sich oftmals bereits beim Betreten einer Klinik. Nur selten kommt eine freundlich lächelnde, ausgesprochen gutaussehende und adrett gekleidete Pflegekraft freudestrahlend auf einen zu; die eher nüchternen zahlreichen Formalien und administrativen Schritte, bevor eine geplante stationäre oder ambulante Behandlung erfolgt, werden so gut wie immer „übersprungen".

Mit einer Mischung aus Spannung und Angst findet dann die Ankunft auf der Station statt; welcher Doktor wird zuständig sein? Einer derjenigen wie im Fernsehen, die skurril, verschroben, manchmal aber auch genial, trotzdem merkwürdig (z. B. Dr. House oder „The good doctor") sind? Gibt es Anhaltspunkte für die szenisch in epischer Breite dargestellten Intrigen, Liebesabenteuer und das imaginäre Leben der Reichen und Schönen? Das ist doch immer zu sehen, wenn es um die tägliche „Arbeit" der Ärzte und ihre Freizeitgestaltung geht.

Die Wahrheit kommt dann nicht selten in Form eines eher blassen, oft übermüdeten Kollegen daher, dessen Aussehen eher einem „Jungen von nebenan", gegebenenfalls auch noch in weiblicher Form entspricht, was bezüglich der medizinischen Qualität keinerlei Einschätzung erlaubt. Nur selten dürfte allerdings der Eindruck eines Genies die erste Assoziation sein.

Auffällig ist, dass es inhaltlich pro Sendung weit überwiegend nur um ein Patientenschicksal geht, für das sich das Team von Geschäftsführung bis Hilfspfleger mehr oder minder gut einsetzt. Träfe dieses Klischee auf die Realität zu, wäre die Klinik wirtschaftlich nicht überlebensfähig und man müsste hinterfragen, warum es nur so wenige Patienten dort gibt. Dementsprechend folgt der gesamte stationäre Aufenthalt einer fest geplanten Struktur, mit der nicht alle Patienten glücklich sind. Vorgaben, die Regelarbeitszeit nicht zu überschreiten zwingen zu einer „ökonomischen" Durchstrukturierung des Tagesablaufes, der wenig Zeit für Befindlichkeiten und Zuwendung im klassischen Sinne lässt, ganz anders als im Fernsehen, wo sich die Ärzte mehrfach täglich in langen Gesprächen mit dem Patienten und seinen Sorgen beschäftigen, die weit über die medizinische Behandlung hinausgehen. Es gibt weder *den* Arzt noch *den* Patienten, denn auch in den Serien sind nicht immer Patienten im Mittelpunkt, deren Anspruch schlicht eine adäquate Behandlung ist. Stereotype sind allerdings im Kopfkino durchaus gängig.

Vielfach wird durch Serien und Filme auch Angst erzeugt: In welcher dieser Serien kommt es nicht bei der einfachsten Operation zu einer Reanimation mit schwitzenden, teilweise konfus reagierenden Ärzten? Natürlich taucht dann ein Engel, meist in Form einer weiblichen, sehr hübschen Pflegekraft auf und wendet alles zum Guten. „Engel" gibt es durchaus in den Kliniken, sie sind aber durchaus auch männlich und erwarten nicht, als solche wahrgenommen zu werden. Glücklicherweise sind Notfälle auch eher selten und werden regelhaft in Trainingssituationen durchgespielt; das ist in der Regel nicht Bestandteil der üblichen Arztserien, da es „zu langweilig“ wäre.

In der Tat gibt es gutaussehendes Pflegepersonal und das Klischee, dass bestimmte ärztliche Berufsgruppen durchaus filmtauglich sind (meist Orthopäden), trifft manchmal tatsächlich zu. Allerdings ist das gros eher „ungeschminkt“ und kämpft in Wahrheit mit der zunehmenden Dokumentationsflut, Überlastungen durch immer höhere Anforderungen, und Personalknappheit, was sich in manchen Gesichtern widerspiegelt. Einige kritische Dokumentationen greifen das auf und tragen mit der dann dargestellten „Wahrheit“ auf ganz andere Weise zu Bedenken und Ängsten bei.

3.4.2 Medienberichte

Ein weiteres Kopfkino entsteht aus Berichten im Internet, Printmedien und Dokumentationen. Hier lassen sich naturgemäß schlechte Nachrichten deutlich besser als gute oder neutrale verkaufen. Vor allem in „Sommerlöchern“ finden sich repetitiv fettgedruckte Titelzeilen, die eine extrem hohe Zahl von Behandlungsfehlern beschreiben; bei genauerem Hinsehen handelt es sich beispielsweise um Wurzelbehandlungen in der Zahnmedizin. Sicherlich ist auch das nicht gut, aber unter „Behandlungsfehlern“ versteht man langläufig doch eher Eingriffe, die falsch, bzw. schlecht durchgeführt wurden und zu erheblichen, möglicherweise lebensbedrohlichen Auswirkungen führen.

Eine objektive Darstellung in der Presse bezüglich Fehlchargen von Herzschrittmachern oder sonstigen Implantaten ist nicht häufig anzutreffen. Fernsehberichte wie „Schrott im Körper“ (Drehbuch und Regie: Dorina Herbst und Jens Niehuss) verunsichern nicht nur medizinische Laien. Diese „Dokumentation wurde zweimal im Februar 2014 im Sender ARTE und nochmal im August 2014 in der ARD ausgestrahlt. Interessanterweise ist dieser Beitrag nicht so einfach „vom Tisch“, denn es gibt einen am 15.01.2019 aktualisierten Beitrag in der Frankfurter Rundschau (Barbara Dierksen) mit folgender Kurzfassung des folgenden Artikels: „Fehlerhafte Hüftprothesen, platzende Brustimplantate: Die ARTE-Dokumentation „Schrott im Körper“ fördert Erschreckendes zu Tage. Und doch hätte der Reportage ein wenig mehr Seriosität gut angestanden“. In den ersten Artikeln bezüglich dieser Dokumentation wurden meist lokale Kliniken befragt, die dann andere als die genannten Implantate verwendet haben. Noch Jahre später dient die „Dokumentation“ dann als Stoff für eine durchaus angebrachte Relativierung. Der genannte Beitrag ist nur einer von vielen. Meist vermitteln die Autoren den Eindruck, dass Implantate nicht ausreichenden Überprüfungsverfahren unterzogen werden, unsicher sind und aus ökonomischen Gründen bis hin zur persönlichen Bereicherung kritiklos eingesetzt werden.

In der Tat kann für ein heute eingesetztes Implantat keine Firma und kein Arzt eine 100 %ige Garantie für die von der Herstellerfirma abgeschätzte Gesamtlaufzeit geben. Es gibt lediglich Wahrscheinlichkeiten, mit denen das Gerät den Dienst früher als angenommen versagt. Diese sind in den sogenannten „product performance reports" jedermann zugänglich im Internet veröffentlicht. Nicht selten halten Aggregate aber auch deutlich länger als prognostiziert, was in Reportagen meist nicht erwähnt wird. Heute erfolgt der Bezug von Medizinprodukten zumindest im stationären Bereich weitestgehend über die Verwaltungen der Kliniken mit sehr engem juristischem Spielraum, was eine persönliche Bereicherung der Implantierenden so gut wie ausschließt.

Gerne werden auch Berichte immer wieder über „unnötige Operationen" veröffentlicht. Tatsächlich ist Deutschland gemäß der Zahlen des aktuellen Deutschen Herzschrittmacherregisters 2017 gegenüber Ländern wie Schweden oder der Schweiz mit der Gesamtzahl von über 900 Eingriffen pro 100.000 Einwohnern deutlich führend, jedoch ist diese hohe Zahl auch nach „Verschärfung" der Leitlinien hinsichtlich der Indikationsstellung (deutlich verstärkter Einfluss der Symptomatik von Herzrhythmusstörungen) auf etwa gleichem Niveau geblieben. Worauf die Unterschiede beruhen, ist letztlich spekulativ.

Die Herzschrittmacherimplantation im stationären Umfeld unterliegt wie viele andere Operationen und Interventionen einer bundesweiten Qualitätssicherung. Diese erhebt die Indikation und prüft bei jedem erfassten Patienten, inwieweit ein Eingriff leitlinienkonform erfolgt ist, und erfordert bei Abweichungen eine Patienten-bezogene Begründung. Die Angaben werden in Stichproben anhand der Patientenakten überprüft. Bei Berichten über rein ökonomisch getriggerte Operationszahlen bleibt dieses Steuerungsinstrument meist unbeachtet. Auch wenn die meisten Patienten aufgrund ihrer Symptomatik sicher sind, dass „ihre" Indikation korrekt ist, gibt es bei einigen wenigen diesbezüglich Unsicherheiten und Befürchtungen, nicht „das sicherste" Implantat zu erhalten.

3.4.3 Objektive Informationsquellen

Anhand im Internet frei zugänglicher „Product performance reports" ist für viele Medizinprodukte ersichtlich, seit wann es auf dem Markt ist und wie viele Produktausfälle aus welchen Gründen beobachtet wurden. Auch das BfArM (Bundesinstitut für Arzneimittel und Medizinprodukte) liefert Daten bezüglich Problemen aktueller Medizinprodukte. In Relation zu den beiden anderen Quellen werden diese Plattformen nur sehr selten im Vorfeld einer Operation als Informationsquelle genommen, zumal sie wenig bekannt sind. Sehr häufig ist auch vor der Operation nicht bereits bekannt, welche Herstellerfirma gewählt wird. Spätestens im ausgehändigten Implantate-Ausweis sind die Firmen dann ersichtlich. Alle derzeit produzierenden Hersteller offerieren Patientenplattformen mit zahlreichen Informationen, die allerdings ebenfalls relativ selten genutzt werden. Sehr sinnvoll sind sie vor allem auch bei Reisen, da sie neben vielen anderen Informationen auch sämtliche Kliniken mit Geräte-Abfragemöglichkeiten im In- und Ausland beinhalten.

So gibt es vielfältige Vorstellungen, Meinungen und durchaus auch bedrohliche Bilder, mit denen der Patient in die Klinik kommt. Es ist sicher nicht immer ganz einfach, diese in Einklang mit den Gegebenheiten zu bringen; hierbei sind nicht nur die oft „sehr merkwürdigen" Ärzte in den Serien gemeint.

3.5 Vertrauen

Das Gros der Ärzte geht davon aus, dass Patienten in der Regel ihrem Rat vertrauen. Gerade dieses sehr wertvolle Gut wird wie bereits aufgeführt durch Medien, Internet, aber auch manche Erfahrung häufig zumindest auf eine harte Probe gestellt. Das gilt insbesondere für operative Eingriffe.

Wenn immer möglich, ist es für den Arzt und Patienten besser, sich weit im Vorfeld einer Operation kennenzulernen, Vorbehalte auszuräumen, Fragen zu klären und die Entscheidung für oder gegen einen Eingriff nicht unter „Druck" zu treffen. Bei vielen Erkrankungen ist das nicht möglich, da ein oder mehrere Ereignisse zu einer stationären Aufnahme führen und bereits schon damit ein gewisser Druck besteht, einen Eingriff durchführen zu lassen. Trotz des Wissens um den günstigen Effekt eines vorherigen Gespräches, gelingt es in Zeiten der Effizienzsteigerung oder bei Notfalleingriffen nicht immer, alle Patienten vor dem Eingriff in einer ruhigen Atmosphäre zu sehen. In dieser Situation ist es deutlich schwieriger, aber nicht unmöglich, den Patienten in ein Gespräch einzubinden und so den Eingriff „persönlicher" zu gestalten.

Vor allem ältere Patienten tendieren dazu, einem auf dem Weg mitzugeben, dass sie einem voll und ganz vertrauen, keine Angst vor den Eingriff haben und nicht selten fällt der Satz: „Sie machen das schon, da bin ich mir sicher." Das ist sehr nett, sicher auch in erster Linie als aufmunternde Geste für den Arzt gemeint; allerdings entsteht dadurch ein gewisser Druck, den netten Patienten auf gar keinen Fall zu enttäuschen. Diese Wirkung ist sicher nicht kalkuliert, aber stetig präsent.

Mit grauen Haaren und Falten ist es deutlich leichter, als vertrauenserweckende Person wahrgenommen zu werden. Ein jugendliches Gesicht erzeugt selten den Eindruck eines „mit allen Wassern gewaschenen" Arztes, der nicht nur manche ungewöhnlichen Situationen durchlebt, sondern auch seine Approbation auch bis dato behalten durfte. Allerdings sind zu viele Falten ebenfalls gerade im chirurgischen Umfeld ungünstig, da sich die Frage stellt, ob der einstmals erreichte Standard bezüglich Sicherheit, Sehvermögen und zitterfreies Operieren noch gegeben ist. Unabhängig von Alter und Erfahrung ist eine freundliche, zugewandte Art mit dem Signal, sich gegebenenfalls auch Zeit zu nehmen, ein erster, wichtiger Schritt.

Es hat sich herumgesprochen und ist in der täglichen Praxis nachvollziehbar, dass „Übung den Meister" macht. Gefragt nach der eigenen Expertise sind höhere

Fallzahlen für viele Patienten eine gewisse Beruhigung, wenngleich auch sie wissen, dass es Ausnahmen geben kann.

Auch wenn man sich noch so sicher ist, dass alles gut verläuft und prinzipiell nichts passieren kann, ist man nicht nur von Rechtswegen verpflichtet, sämtliche relevante Komplikationen zu benennen und auch darauf hinzuweisen, was nach der Operation zu beachten ist. Um „den Bogen“ von dem Unangenehmen zum Freundlicheren zu spannen, ist im Rahmen einer Aufklärung die Frage nach Beruf, Vorlieben, Hobbies und Lebensumständen des Patienten für die weitere Kommunikation wichtig und ermöglichen einen glaubhaft zuversichtlichen Schlusssatz. Zudem ist das Wissen um das, was dem Patienten wichtig ist, gegebenenfalls auch zur Modifikation des Eingriffes erforderlich, um die Lebensqualität des Patienten auf Dauer nicht unnötig einzuschränken (z. B. ein Jäger, der das Gewehr rechts anstellt, sollte in diesem Bereich nach Möglichkeit kein Implantat gesetzt bekommen).

3.6 Gespräch mit Patienten und Angehörigen

Ist beim präoperativen Gespräch ein Angehöriger anwesend, kann das durchaus hilfreich sein, da dann beide auf dem gleichen Stand sind. Ganz überwiegend halten sich die Angehörigen zurück und das Patientengespräch bleibt ein Patientengespräch. Es ist immer vorteilhaft, am Ende auch die Angehörigen einzubinden: *„Haben SIE noch eine Frage?“*. Damit ist er/sie dann auch „im Boot“.

Es kann durchaus anstrengend sein, wenn besorgte Partner/Angehörige versuchen, sich für den Patienten „einzusetzen“. Selbst bei mündigen Patienten, die durchaus selbst in der Lage sind sich zu artikulieren, ist es gelegentlich schwer, durch Einwürfe und Fragen der Angehörigen das Gespräch in einer kalkulierten, beziehungsweise strukturierten Weise durchzuführen. Sätze wie: „Er/Sie sagt doch eh nicht, was er/sie meint!“ sind Aussagen, mit denen es durchaus diffizil wird, den eingeschüchterten und damit quasi entmündigten Patienten ins Gespräch zurückzuholen. Ein späteres Vier-Augen-Gespräch wird in solchen Situationen meist dankbar angenommen ...

Im Rahmen einer Aufklärung über einen bevorstehenden Eingriff ist der Aufklärende verpflichtet, mögliche Komplikationen zu nennen. Es gibt viele Ärzte, die mit Nennung von Prozentzahlen versuchen, ein wissenschaftlich korrektes Bild abzugeben und belegen damit indirekt, sich mit dem Themengebiet intensiv beschäftigt zu haben. Sehr hilfreich ist das in der Regel nicht, weswegen die Begriffe „häufig“, „selten“ und „sehr selten“ eher Anhalt geben, ob mit einer bestimmten Komplikation zu rechnen ist.

Nicht nur Komplikationen, sondern auch Konsequenzen wie das stete Mitführen des Schrittmacherausweises und die Notwendigkeit regelmäßiger Nachkontrollen sind Bestandteil der präoperativen Information, die sehr unterschiedlich „transportiert“ werden kann. Hier ist beispielsweise die Information, dass das Gerät nicht nur als reiner Impulsgeber funktioniert, sondern auch darauf aufpasst, was das Herz tut, ob es Unregelmäßigkeiten gibt und damit quasi auch ein sehr permanentes „Langzeit-EKG" abgeleitet wird, ist für viele Patienten eine Information, die die Akzeptanz des Gerätes erhöht.

Es kann vor allem im Rahmen der Implantation von Geräten für die Behandlung einer Herzinsuffizienz durchaus hilfreich sein, dem Patienten eine Besserung in Aussicht zu stellen, sich dabei auf seinen individuellen Befund zu beziehen und ihm eine sehr gute Chance zur Verbesserung seiner Beschwerden vor einem Eingriff mit auf den Weg zu geben. Dennoch führen Versprechen wie „bei Ihnen wird es zu 100 % wirken" oder „sie werden wieder ihre 80 km täglich Fahrrad fahren können" zu unnötiger Frustration. Folgt dem Eingriff nicht ein rascher Erfolg, führt ein Patient das Therapieversagen auf sich selbst oder seinen Arzt zurück; beides ist auch für künftige therapeutische Maßnahmen kontraproduktiv. Davon abgesehen gibt es sogenannte „Non-responder", bei denen der Therapieerfolg trotz eindeutiger Indikation für die Therapie ausbleibt.

Bezüglich der Patientenführung ausgesprochen beeindruckend war in den 80er Jahren ein Ärztlicher Direktor der Gastroenterologie am Universitätsklinikum Heidelberg (Prof. Burkhard Kommerell [1925–1995]), dessen Visiten der maximal 10 Patienten auf seiner Privatstation weit überwiegend mehrere Stunden in Anspruch nahmen. Insbesondere für Patienten, die im Rahmen einer Tumorerkrankung im Brustton der Überzeugung sagten, er könne ihnen ehrlich und direkt sagen, mit welcher Prognose sie zu rechnen haben, nahm er sich sehr viel Zeit. Mit viel Geschick gelang es ihm, diese Frage in einem intensiven Gespräch so zu wandeln, dass sie niemals konkret beantwortet wurde, der Patient sich aber trotzdem hervorragend informiert und angenommen fühlte. Diese Vorgehensweise erreichte den Patienten wesentlich besser, als jegliche Darstellung der Studienlage oder ein Punktwert einer Risikoberechnung, ist heute aber sehr schwierig, in der knappen zur Verfügung stehenden Zeit zu praktizieren.

„Sie können es mir ganz ungeschminkt sagen, wie es um mich steht" bedeutet nicht: Jetzt will ich ganz genau wissen, dass ich noch ein Jahr zu leben habe, sondern: „Hilf mir, möglichst lange mit einer akzeptablen Lebensqualität zu leben." Dies zu begreifen, sich die Zeit zu nehmen und sich nicht nur hinter „Fakten" zu verbergen ist ein mindestens ebenso wichtiger Aspekt einer medizinischen Behandlung, als die technische Perfektionierung und zeitliche Optimierung von Interventionen.

Es gibt Befunde und Hinweise, die für einen erfahrenen Arzt erkennen lassen, dass die Lebenserwartung deutlich eingeschränkt ist. Neben der Tatsache, dass sich auch der noch so erfahrenste Arzt irren kann, bringt jegliche Nennung einer „deadline" den Patienten in erhebliche Konflikte und kann zu einem sozialen Rückzug führen, der die Lebensqualität noch weiter einschränkt. Es gibt immer wieder Berichte, dass ein Patient nicht selten den Arzt überlebt, der ihm ein rasches Ende bescheinigt hatte. Auf der anderen Seite kann dem Patienten, dem viele Jahre Überleben zugesichert wurden, in der nächsten Minute an einem Autounfall oder einer akuten Erkrankung sterben. Der Rückzug auf Überlebenswahrscheinlichkeiten mit Angaben wie „im Mittel“ oder „in der Regel“ ist im Rahmen einer Überlebensprognose kein adäquates Maß. Dies gilt selbst für technische Produkte wie Herzschrittmacher, die anhand „standardisierter“ physikalischer Gegebenheiten, die eine „erwartete Lebensdauer“ aufweisen; diese kann jedoch durch sehr unterschiedliche Gründe (Fehlcharge, extrem geringer Stimulationsbedarf) erheblich differieren.

Bei Implantaten mit begrenzter Laufzeit wie Herzschrittmachern ist auch in der Aufklärung dieser Umstand zu benennen, da er eine erneute, damit bereits zum Implantationszeitpunkt quasi „geplante“ Folge-Operation bedeutet. Vor allem bei betagteren Patienten löst man mit der Angabe, dass die Batteriekapazität circa 10 Jahre beträgt, sehr häufig ein „das erlebe ich sowieso nicht mehr“ aus. Selbst wenn die Demographie und die Zahl bereits vorhandener Diagnosen diese Haltung durchaus unterstützt, hat dieser vor einem stehende Patient schon mal folgende Vorteile: Er hat es bis zu diesem Alter „geschafft“, er ist fähig, darüber zu reflektieren, was in den nächsten 10 Jahren sein kann und er hat zumindest eine gewisse Compliance, denn er lässt sich auf eine Behandlung ein. Insofern lohnt es sich, auch diesem Patienten wahrheitsgemäß zu berichten: „Da haben sich schon sehr viele „vertan“ und der Aggregatwechsel wird eine gute Gelegenheit für ein Wiedersehen sein.“

Das Thema „wenn ich ein Herzimplantat habe (Schrittmacher, ICD, CCM-Gerät), kann ich dann noch sterben?“ geht zwar in die andere Richtung, ist aber auch eine Befürchtung vieler Patienten, dass sie entweder damit „künstlich am Leben gehalten“ werden oder „nicht wirklich“ oder „nicht natürlich“ sterben können. Der Hinweis: *„Das Herz reagiert auf den „Stups“ des Gerätes nicht mehr, wenn es dazu keine Lust mehr hat“*, ist für viele Patienten sehr beruhigend und klingt freundlicher als „Das ist Blödsinn“ (wurde von einem Patienten als Kommentar eines Kollegen wortwörtlich berichtet). Vermutlich tragen auch die Diskussionen um die Patientenverfügungen dazu bei, dass gerade in den letzten Jahren wieder vermehrt Patienten Befürchtungen äußern, mit Geräten unsinnig oder ein quälendes Leiden prolongierend künstlich am Leben gehalten zu werden.

Als Chirurg ist man oft in der glücklichen Lage, sehr direkt helfen zu können. Dem Patienten nicht nur unmittelbare Hilfe anzubieten, sondern Hoffnung und langfristig „Ansprechpartner“ bleiben zu können, gerät durch Zeitdruck und Effizienzsteigerung immer mehr in den Hintergrund; es beruhigt aber ungemein, wenn das Angebot ausgesprochen wird. Damit übergibt man allerdings auch ein Stück Verantwortung zurück an den Patienten, zeigt Interesse an seinem Befinden und öffnet bildlich gesprochen eine Tür, die bei Bedarf durchschritten werden kann. Es setzt jedoch voraus, dem Patienten bei diesem Satz in die Augen blicken zu können, damit er das ehrliche Interesse an seinem Befinden wahrnehmen kann; dies funktioniert durchaus auch mit aufgesetzter OP- oder FFP2-Maske.

3.7 Internet-Generation

Einige Patienten versuchen, durch intensive Internetrecherche alle Informationen zu beschaffen, um bereits vor dem Aufklärungsgespräch „auf dem Level“ des behandelnden Arztes zu sein. Dr. Google ist allerdings in vielerlei Hinsicht nicht immer der beste Berater. Mittlerweile gibt es Patienten, die sich bereits „ihr“ Implantat im Internet „aussuchen“ und dem behandelnden Arzt quasi die Pistole auf die Brust halten, frei nach dem Motto: „Dieses oder keins“. Ganz so dramatisch ist es momentan noch eher selten, aber es wird zunehmend schwieriger, einer Internet-basierten vorgefestigten Patientenmeinung klinisch sinnvolle Fakten gegenüberzustellen. Ein Implantat, das vom Hersteller entsprechend angepriesen förmlich Rennstreifen besitzt und hochkomplexe Therapien erlaubt, ist keineswegs immer einem gut funktionierenden „Arbeitspferd“, das seit Jahren auf dem Markt ist und eine extrem hohe Zuverlässigkeit zeigt, vorzuziehen. Zudem ist die Komplexität der Systeme heute derart vielseitig, dass es selbst für sich stetig damit beschäftigende Ärzte und selbst Firmenmitarbeiter praktisch unmöglich ist, jegliche Funktionen aller Geräte exakt zu kennen; so wird in der Regel das Gerät für den Patienten vorgesehen, dass die dem Krankheitsbild entsprechenden Funktionen mit Sicherheit erfüllt.

Geräte mit extrem vielen Funktionen bedeuten nicht nur einen erheblichen Programmieraufwand, der in der heutigen Zeit meist gar nicht erbracht werden kann, sondern oft auch eine deutlich verminderte Laufzeit, da praktisch alle Zusatzfunktionen einen erhöhten Batterieverbrauch bedingen. Diese Sichtweise ist im Zeitalter der Profilierung über „mein Haus, mein Auto, mein Pferd etc. .... mein Schrittmacher oder ICD...“ häufig nur mit größerem Zeitaufwand plausibel nahezubringen, aber das Gros der Patienten verlässt sich vertrauensvoll auf die Expertise seines Gegenübers.

Viele Patienten fragen danach, um wieviel sie nach der Operation „mehr Wert“ werden. Natürlich kann man den Listenpreis nehmen, aber der Hinweis: *„Sie sind eh nicht bezahlbar ist und das „kleine Ding“ tut hier nichts zur Sache“*, wird weit überwiegend gerne mit einem breiten Lächeln als Antwort akzeptiert.

Ein Verweis auf e-bay wäre ebenfalls möglich, da dort eine Vielzahl alter, explantierter Implantate zum Verkauf angeboten wird; allerdings sind diese in der Regel deutlich günstiger als der „Neupreis“... Aus hygienischer Sicht ist dieser „Markt“ kritisch zu sehen, da sich in der Regel Blutreste am Implantat befinden, die einen hervorragenden Nährboden für Krankheitserreger darstellen. Bisher bestehen diesbezüglich jedoch keine Einschränkungen.

3.8 Häufige Reaktionen

Als Reaktion auf alle vorangegangenen Untersuchungen und damit verbundene Erfahrungen, das Kopfkino und die Erwartungen gibt es drei Äußerungen, die so oder so ähnlich häufiger vorkommen:

a) „Ich will von all dem nichts mitbekommen und daher den Eingriff nur unter Vollnarkose".
b) „Mir ist ziemlich mulmig, wie lange dauert denn der Eingriff?"
c) „Nein, ich bin überhaupt nicht aufgeregt und habe volles Vertrauen".

Zu (a): Jemand, der mit der vorgefassten Meinung kommt, er ertrage den Eingriff nur dann, wenn er gar nichts mitbekommt, berichtet auf Anfrage ganz unterschiedliche Gründe, wie er zu dem Schluss kommt, es sei das Beste, sich für die Zeit des Eingriffes komplett aus dem Geschehen zu verabschieden. Sehr häufig ist es die Angst vor Schmerzen. Interessanterweise ist es fast noch öfter die Angst vor den Gesprächen während des Eingriffes, die meist vollständig „am Patienten vorbei" geführt werden. Sei es aus Erfahrung, sei es Klischee, ist die Angst vor mehr oder minder lustigen Scherzen durch den Operateur und die anwesenden Personen ebenfalls ein häufig genannter Grund. Unangebrachte Witze, vor allem dann, wenn sie „unter der Gürtellinie" angesiedelt sind, kommen bei der überwiegenden Zahl der Patienten eher schlecht an, selbst, wenn sie aus Höflichkeit zunächst mitlachen. Gerade diese „Erfahrung" wird nicht selten zum Anlass genommen, beim nächsten Mal nach einer Vollnarkose zu verlangen.

Bei den meisten Patienten spielt aber die Vorstellung oder bereits Erlebte Non-Kommunikation *mit* dem Patienten, sondern an ihm vorbei (nächster Patient, was gibt es in der Kantine, wie war denn der Urlaub des OP-Pflegers etc.) oder das Gefühl, ohnehin nur ein Werkstück zu sein, das so schnell wie möglich wieder weg muss, die hauptsächliche Rolle bei der Überlegung, wie der Eingriff am besten zu ertragen ist.

Zu (b): Für beinahe alle Patienten einer Erstimplantation ist die Situation neu. Neue Situationen führen zu Angst („mulmiges Gefühl"), für die der Patient selbst Beschwichtigung im Sinne einer möglichst kurzen OP-Dauer etc. sucht. Gerade für solche Patienten ist es wichtig, die Hauptbezugsperson, die neben dem Operateur auch der Anästhesist, die Anästhesiepflege oder ein OP-Pfleger sein kann, außerhalb des OP bereits zumindest kurz gesprochen und kennengelernt zu haben. Das Gespräch mit dem Patienten bedeutet, Vertrauen zu schaffen und sich um ihn direkt zu bemühen. Das „mulmige Gefühl" wird zwar bleiben, aber zumindest ist etwas klarer, mit wem bei dem Eingriff zu rechnen ist.

Zu (c) gibt es praktisch kaum einen Patienten, der diesen Satz mit ernsthafter Überzeugung sagt. Diese Patienten haben meist eine längere Historie hinter sich und wollen ihre Anpassungsfähigkeit an das System Krankenhaus unter Beweis stellen. Es ist in der Tat scheinbar einfacher, einen solchen Patienten von notwendigen Maßnahmen zu überzeugen. Nicht selten schaut man aber in Augen, die einem was ganz Anderes erzählen. Gerade bei ihnen ist es immens wichtig, sie darauf hinzuweisen, im Rahmen von Eingriffen unter Lokalanästhesie auch Schmerzen zu berichten und bei störenden Dingen (Nasejucken, unbequeme Kopflage etc.) auch etwas zu sagen. Sie sind meist sehr angespannt und verharren bei fehlender Ansprache schweigend so lange, bis die Operation zu Ende ist.

3.9 Was ist das Besondere an einem Eingriff unter Lokalanästhesie?

Eingriffe unter Lokalanästhesie stellen nicht nur hinsichtlich der Operationstechnik, hier insbesondere der ausreichenden und korrekten Applikation des Lokalanästhetikums und dem Abwarten einer adäquaten Zeit bis zum Wirkeintritt, spezielle Anforderungen. Das Bewusstsein, dass der Patient die gesamte Atmosphäre mitbekommt, Umgebungsgeräusche wahrnimmt, alles, was um ihn herum passiert in erster Linie auf sich bezieht, ist ein Faktum. Nicht selten stürmen Leute in den Saal, suchen nach Material, werden kurz angebunden, manchmal lautstark mit dem Hinweis auf das gefährliche Röntgen wieder hinauskomplementiert oder kommen mit Hiobsbotschaften wie: *„In Zwei wird gerade reanimiert, ich löse Dich kurz mal aus ...“* etc.

Solche „Erlebnisse“ sind für Patienten, die während einer Operation nicht angesprochen werden und mit denen ansonsten keine Kommunikation erfolgt, sehr traumatisch. Gleiches gilt, wenn ein Kollege in die OP eingewiesen und stetig korrigiert wird *„Nein, so doch nicht!“* etc.

Das Gefühl, ein „Versuchskaninchen“ oder geradezu in der jeweiligen Situation ein Störfaktor zu sein, möglicherweise auch in einer Klinik gelandet zu sein, in der es „Drunter und Drüber“ geht, gibt wenig Anlass, eine OP vertrauensvoll zu überstehen.

Man kann nicht jedem das Wort verbieten, den OP hermetisch abriegeln, aber es hilft vielfach, ein Schild an die Tür zu kleben: *„Eingriff unter örtlicher Betäubung, bitte leise und nur das Notwendigste reden“*.

Ein Kollege, der ebenfalls viel Erfahrung mit den Eingriffen unter Lokalanästhesie besitzt, meinte hierzu, es wäre eigentlich ziemlich egal, was drum herum passiert, wenn man selbst es schafft, während der gesamten Zeit dem Patienten ein Gefühl von Sicherheit zu geben, dass er gut aufgehoben ist. Stimmt die Kommunikation, werden räumliche Gegebenheiten sind oder Gespräche anderer Personen untereinander zur Nebensache.

Ein anderer Kollege bestätigt, dass es sowohl für den Operateur als auch für den Patienten wichtig ist, dass der Eingriff in einer ruhigen Atmosphäre erfolgt, so dass der Patient „Ruhe“ hat, als auch der Operateur für eine bestmögliche Performance ruhig arbeiten kann, wobei „Ruhe“ nicht zwangsläufig Stille bedeutet.

Spannung, wie auch Entspannung im OP übertragen sich auf den Patienten. Insofern ist eine lockere Kommunikation für sehr viele Patienten sicher entspannender als die relative „Stille" mit klappernden Instrumenten, Systolenton und eher zufällig aufgeschnappten Gesprächen.

3.10 Maßnahmen zur Angstreduktion

Um die benannte Ruhe und Entspannung im Operationssaal herzustellen, gibt es unterschiedliche Verfahren, um die Angst des Patienten zu vermindern:

a) Medikamente
b) Musik
c) Kommunikation

Rein theoretisch lassen sich alle drei Komponenten kombinieren, in der Praxis zeigen sich aber folgende Vor- und Nachteile:

Zu (a): Es gibt eine Vielzahl sogenannter anxiolytischer Medikamente. Mit am bekanntesten ist die Stoffgruppe der Benzodiazepine, aber auch Alkohol oder andere pflanzliche bewusstseinsverändernde Stoffe, die allerdings in der Medizin eher selten eingesetzt werden. Schaut man sich mögliche Nebenwirkungen und Wechselwirkungen der als Medikament eingesetzten Stoffgruppen an, gibt es kein Mittel, das nicht eine Unmenge möglicher unerwünschter Wirkungen zeigt. Für Benzodiazepine ist zudem gerade für betagte Personen eine sogenannte paradoxe Wirkung beschrieben, die mit erhöhter Unruhe bis zu Halluzinationen reicht und damit eine Operation praktisch unmöglich macht. Nicht selten reagieren Patienten auch bei intravenöser Applikation sedierender Medikamente sehr empfindlich und können einer Konversation dann nicht mehr folgen. Bei potenziell schmerzhafteren Abschnitten einer Operation kann dies erwünscht sein, jedoch ist eine Konversation für das Gros der Patienten wesentlich überraschender und angenehmer, weswegen eine bewusste tiefere Sedierung zumindest nicht über längere Phasen andauern sollte. Diese Option ist gerade für Patienten mit größerer Schmerzempfindlichkeit oder extremer Angst jedoch eine adäquate Alternative zur Intubationsnarkose.

Zu (b): Musik gilt gemeinhin als Mittel, Situationen angenehmer zu gestalten, Hektik und Stress zu minimieren und ein Stück „Entspannung", mindestens aber „Normalität" zu verbreiten. Welcher große Supermarkt, welches Restaurant setzt nicht auf die Wirkung einer „Dauerberieselung"?

Es gibt eine Studie, die untersucht hat, inwieweit bei kleinen operativen Eingriffen Musik tatsächlich zu einer Stressreduktion beitragen kann. Es handelt sich um 96 Patienten mit kleineren plastischen Eingriffen, die im Mittel 51 Jahre (16–76 Jahre) alt waren. Anhand einer visuellen Analogskala wurde prä- und postoperativ die Angst der Patienten erhoben. Die Angaben waren für die späteren Gruppen mit/ohne Musik präoperativ ungefähr gleich, so dass die Voraussetzungen der Patienten bezüglich ihrer Ängstlichkeit vergleichbar waren. Um einen objektiveren Faktor der Angst zu untersuchen, wurde zusätzlich die Atemfrequenz untersucht. Hier zeigte sich mit 15/min ebenfalls eine identische Ausgangslage beider Gruppen. Unmittelbar postoperativ wurden erneut beide Parameter erhoben und es zeigte sich, dass sowohl die visuelle Analogskala für Angst mit einem $p < 0{,}01$, als auch die Atemfrequenz mit einem $p < 0{,}05$ statistisch signifikant weniger Angst reflektierte, wenn der Eingriff mit Musik im Hintergrund erfolgte [4].

Insofern ist Musik sicherlich besser als vollständige Stille, aber auch hierzu haben die Kollegen durchaus unterschiedliche Meinungen: Frei nach Wilhelm Busch's legendärem Satz: „Musik wird oft nicht schön empfunden, da sie mit Geräusch verbunden" ist „Musik" eben nicht „Musik", weswegen mancher kollegialer Zeitgenosse Ruhe durchaus erstrebenswerter findet: „Ich habe viel Erfahrung mit „schlechter Musik", Instrumente die mit lautem Bäng in der Nähe des Patientenkopfes in Siebe fallen; oft spreche ich mit Pflegekräften darüber, dass es laute und leise gibt, und dass ich die Leisen besser finde".

Ein anderer Kollege beschreibt, dass ein Radio im OP durchaus ablenkt, aber auch den Geräuschpegel im OP generell anhebt. Das Radio läuft, die Leute reden insgesamt lauter und jeder versucht, sich „durchzusetzen" und beginnt ebenfalls lauter zu reden, im Schlimmsten Falle erfolgt als Reaktion ein lauter Stellen des Radios, was das Ganze noch schlimmer werden lässt; „insofern habe ich das mit dem Radio versucht, aber bei Eingriffen unter Lokalanästhesie damit aber eher weniger gute Erfahrungen gemacht".

Um einen Eindruck über die Meinung der OP-Pflege zu erhalten, wie sie den Einsatz eines Radios empfinden, erfolgte 8/2013 im Universitätsklinikum Düsseldorf eine Umfrage, an der sich praktisch das gesamte Pflegepersonal, das bei Eingriffen unter Lokalanästhesie anwesend ist, beteiligt hat. Immerhin 53 % fanden ein laufendes Radio im Hintergrund gut, 29 % sahen es weder als günstig noch als ungünstig, während 18 % das Radio als störend empfanden. Hierbei war interessant, dass es sogar eher die weniger erfahrenen Mitglieder des Teams waren, die die Ablenkung des Radios als eher ungünstig einstuften; sei es, dass sie die Abläufe der Operationen noch nicht so verinnerlicht haben und vor allem leise Anweisungen bei laufendem Radio schlechter hören, oder auch die Ablenkung per se waren Gründe, das Radio als eher ungünstig zu bewerten.

Eine weitere Meinung zum Einsatz eines Radios stammt von einem weiteren Kollegen: „Es gibt in der Ecke meines OPs seit 20 Jahren ein Radio, dessen Alter man ihm auch ansieht. Es wird routinemäßig abgeschaltet, wenn ich den Saal betrete."

Allerdings berichtet auch ein Kollege, es könne durchaus vorkommen, dass während einer Operation weit überwiegend nur das Radio läuft. Dieser Kollege beschränkt allerdings auch die intraoperative Konversation mit dem Patienten zumeist auf den „Stand der Operation".

Als Alternative zu dem potenziell auch das Personal störenden Radio oder für alle hörbaren CD-Player oder sonstige Raumbeschallung werden Kopfhörer immer mal wieder als günstiges Mittel der Ablenkung des Patienten genannt. Vor allem bei statischen Untersuchungen, wie einer Kernspintomographie oder längeren Computertomographie bieten einige Untersucher, bzw. Radiologische Einrichtungen das Aufsetzen eines Kopfhörers mit einer Musikrichtung nach Wahl des Patienten an. Bei Interventionen besteht das Problem, dass es durchaus angebracht ist, den Patienten bei bestimmten Schritten auf potenzielle Schmerzen hinzuweisen. Da man bei vielen Eingriffen nicht die Chance hat, als Operateur unmittelbar das Gesicht des Patienten zu sehen, ist man dann entweder auf die Hilfe einer weiteren Person am Kopf des Patienten, aber auch auf indirekte Zeichen von Schmerzen angewiesen, da sehr viele Patienten auch nach noch so eindringlicher Aufforderung, Schmerzen anzugeben einfach „abwarten" und in der Hoffnung auf ein baldiges Ende oft im wahrsten Sinne des Wortes „auf die Zähne beißen". Mit Kopfhörern wird die notwendige Kommunikation über das, was der Patient wahrnehmen kann (Druck, Gefühl, dass etwas „vorgenommen wird") und wann er sich melden soll (jegliche Form von „Schmerz") zumindest teilweise genommen. Nur selten kann sich per Kopfhörer jemand bewusst in eine „andere Welt" versetzen und damit Schmerzen und Situationen vollkommen „ausblenden". Dies vor allem dann, wenn punktuell Schmerzen auftreten.

Ein Kollege, gefragt nach dem Einsatz von Kopfhörern, berichtete, er habe dies eine Zeit lang versucht, aber sehr schnell gemerkt, dass die Patienten, wie er selbst in dieser Situation auch, deutlich lieber „etwas mitbekommen".

Zu (c): Bei der Kommunikation sind einige wenige Regeln hilfreich, insbesondere sollte das so gerne auch als Stilmittel verwendete „Fachchinesisch" verlassen und die Kommunikation dem jeweiligen Patienten angepasst werden. Dies beginnt mit der Aufklärung und setzt sich intraoperativ fort. Das vom Dr. von Hirschhausen mit einem gewissen Augenzwinkern verfasste Büchlein Arzt-Patient, Patient-Arzt als Sinnbild für die Notwendigkeit eines Wörterbuches, um überhaupt die scheinbar fremde Sprache des Gegenübers verstehen zu können (dies übrigens auf beiden Seiten), sollte niemals notwendig sein. Selbst Kollegen mit „echten" Sprachschwierigkeiten können durch geschickten Einsatz einiger weniger Sätze dem Patienten vermitteln, dass er ernst genommen wird und es um nichts anderes als sein Wohlergehen geht. Hierfür ist kein lupenreines Deutsch, vor allem auch kein Hochdeutsch notwendig, als vielmehr etwas Empathie und ein begrenztes Repertoire von „Standardsätzen".

Durchsucht man die medizinische Literatur, findet man tatsächlich eine Studie über intraoperative Kommunikation. Das möglicherweise Interessanteste an dieser Studie ist die Tatsache, dass es sich um eine Analyse bei Patienten unter Vollnarkose handelt. Diese gibt allerdings auch einen kleinen Hinweis darauf, was ein Patient möglicherweise fürchtet, wenn er hört, dass er bei einer Operation „wach" bleiben soll: Es handelt sich um eine Studie von Seydalis et al., die bei 40 Leistenbruch-Operationen (20 minimal-invasiv, 20 „offen") 2043 Gespräche bei der minimal-invasiven und 2184 Gespräche bei „offenen" Operationen kategorisiert. Rund 35 % der Gesprächsinhalte betreffen Instrumente (z. B. Verlangen einer Pinzette oder Schere), weitere 35 % betreffen den Eingriff als solchen (z. B. Wahl des Nahtmaterials etc.), ca. 15 % die Anatomie, ca. 8 % das Befinden des Patienten in Kommunikation mit dem Anästhesisten und ca. 7 % betraf „Sonstiges“, worunter auch nicht OP-zentrierte Gespräche fallen. Ganz sicherlich variieren die Anteile für unterschiedliche Interventionen und die Situation der Gesprächserfassung mag einen gewissen Einfluss auf die Inhalte ausgeübt haben, aber die oft geäußerte Befürchtung, ungewollt schlechte Scherze oder nicht angebrachte Gespräche „erleiden“ zu müssen (z. B. letzter oder geplanter Urlaub, aktuelles Kantinenessen etc.) entspricht selbst bei Vollnarkose nicht den Fakten.

Bei der intraoperativen Kommunikation erfordern die unterschiedlichen Kommunikationsebenen einerseits mit dem Patienten, aber auch mit dem Team eine gewisse Aufmerksamkeit. Zu diesem Aspekt gibt es eine mehr als Worte ausdrückende Karikatur von Loriot (Abb. 3.5).

Es ist für den Patienten keineswegs schlecht, wenn er mitbekommt, dass sich das Team untereinander gut verständigt und keine Zwistigkeiten oder Gespräche über nicht anwesende Dritte geführt werden. Bindet man den Patienten zusammen mit dem Team in ein Gespräch ein, ist das ein recht klares Zeichen an den Patienten, dass er als Person wahrgenommen und respektiert wird, was viele mit Verwunderung, insgesamt aber sehr positiv empfinden.

Die Rolle des Teams ist hierbei extrem wichtig. Dies wird von allen befragten Kollegen bestätigt. Mehr oder weniger unisono nehmen alle Kollegen wahr, dass die gesamte Situation, nicht nur die Konversation mit dem Anästhesisten oder Operateur, sondern eben die Atmosphäre, die vom Team entgegengebrachte Empathie, sozusagen die „Gesamtsituation“ für den Patienten relevant ist.

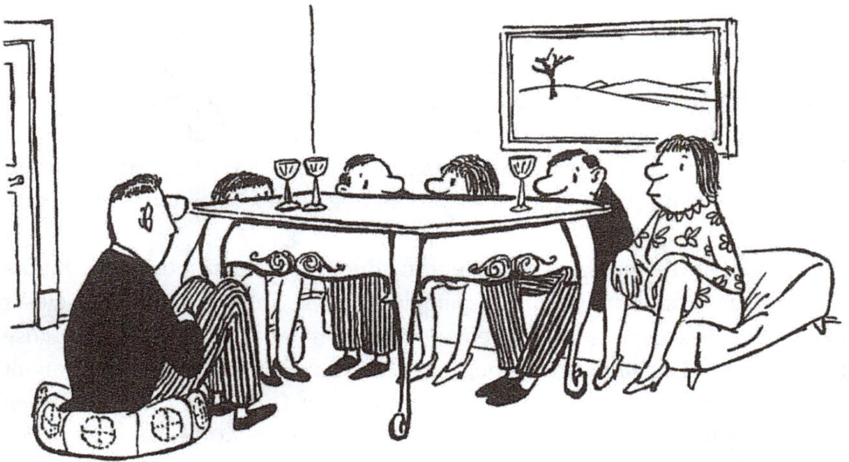

Abb. 3.5: Ungünstige Kommunikationsebene von Loriot. Aus *Loriots Großer Ratgeber*, © Copyright 1968, 1983 Diogenes Verlag AG Zürich.

Recht konkret äußert ein Kollege, dass er bei Eingriffen unter Lokalanästhesie mit unterschiedlichen Anästhesie-Pflegekräften arbeitet, die es jedoch auch durchaus unterschiedlich verstehen, einerseits ihr Auge für die Notwendigkeiten des Operateurs (Einstellen der Operationsleuchte und der Tischhöhe etc.) ohne jegliche Äußerung zu haben, andererseits eine Hand auf der Schulter des Patienten legen, um dem Patienten ein „Mitfühlen“ und spürbares Zeichen einer professionellen „Verbundenheit“ zu geben. Als Kommentar fügt er hinzu: „Bei diesen Mitarbeitern sinkt der Bedarf an Lokalanästhetika signifikant“.

Je besser das Team versteht, dem Patienten ein Gefühl von „Geborgenheit“ zu geben, umso leichter (für den Patienten und das Team) kann eine Intervention durchgeführt werden.

Laute, nicht die Operation betreffende Gespräche lenken nicht nur ab, sondern werden auch von Kollegen als extrem störend empfunden: „Wird im Rahmen der Operation nach bestimmten Materialien verlangt und findet sich niemand, der diese direkt und ohne Einbezug einer weiteren Person beschafft, kann es die Situation geben, dass ein Patient höflich nachfragt, ob es das erste Mal ist, dass der Eingriff hier so durchgeführt wird; dann sinkt die Laune des Operateurs ganz beträchtlich und ganz schnell.“ So das Zitat eines Kollegen mit leidvoller Erfahrung.

Ein weiterer Kollege berichtet, dass es ihn massiv stört, wenn etwa in der Hälfte der Operation vor dem Patienten begonnen wird, organisatorische Dinge bezüglich der nächsten Operationen zu besprechen.

Eine Umfrage im Team, ob der/die Betreffende Kollegen anweisen, die Unterhaltung zu beenden oder die Lautstärke zu reduzieren, ergab bei einer Erfahrung unter 10 Jahren zu 70 % ein „immer“ und zu 30 % „manchmal“, während erfahrenere Teammitglieder nur zu etwa 30 % „immer“ und zu 70 % „manchmal“ angaben.

In diesem Zusammenhang zählen Souveränität des Operateurs, Schmerzfreiheit des Patienten und zügiges Vorgehen zu Merkmalen, die den Zusammenhalt eines Teams stärken oder geradezu zerstören können. In einer diesbezüglichen Umfrage werden die Souveränität des Operateurs und die Schmerzfreiheit eines Patienten zu jeweils 100 % als wichtigste Kriterien einer Operation unter Lokalanästhesie bezeichnet. Nicht selten wird einem Operateur auch bei sonstigen Interventionen suggeriert, das Team wäre in erster Linie an einem zügigen Vorgehen interessiert. Zwar bezeichneten 41 % diesen Punkt als „sehr wichtig“, 47 % als „wichtig“, aber immerhin 12 % als „unwichtig“.

Bezüglich der Souveränität berichtet ein Kollege über seinen ersten Eingriff bei einem Patienten unter Lokalanästhesie: „Damals hatte ich das Glück, einen sehr freundlichen und vertrauensvollen Patienten zu haben, den ich hoffentlich nicht enttäuscht habe“. Ein zuvor stattgehabtes Training über den Umgang, beziehungsweise Beachtenswertes und eine Gesprächsführung hatte er nicht, er hätte es sich allerdings gewünscht. Mit diesem Wunsch steht er nicht allein da, denn letztlich erlebt man bei jedem jungen Kollegen das Gefühl, quasi „ins kalte Wasser geschmissen“ zu werden und den Spagat zwischen einer rein technologischen Vorgehensweise, dem

Umgang mit noch wenig vertrautem Material, einem Patienten mit maximaler Erwartung an den Eingriff und den Beginn und die Aufrechterhaltung einer Kommunikation als erhebliche Belastung zu sehen.

Die Beobachtung, dass mit einer Prise Humor viel „Eis gebrochen" und zuvor still leidende Patienten zu redseligen Unterhaltungspartnern werden, führte zu der Überlegung, möglichst bei jedem Patienten nicht unbedingt ein Lachen-begleitendes Schenkelklopfen, aber zumindest ein Schmunzeln hervorzurufen. Dies am besten bereits direkt nach dem Eintreffen im Operationssaal, da die weit überwiegende Überraschung, auf dem OP-Tisch liegend Lachen zu können, für viele Patienten eine Neuheit und eine sehr positive Überraschung bedeutet, die möglichst über den gesamten Zeitraum anhalten sollte.

Aus dieser Überlegung heraus ergibt die Literaturrecherche mit den Schlagwörtern „humor, humour" und „intraoperative communication" eine sehr magere Ausbeute: Lediglich eine verwertbare Veröffentlichung eines im Ruhestand befindlichen Orthopäden besagt, dass man als Operateur weder seinen Humor verlieren, noch den Respekt vor dem Patienten verlieren sollte, um möglichst gut „über die Runden" des Berufslebens zu kommen. Aus dieser sehr allgemeinen, aber sicher sehr gut gemeinten Empfehlung lässt sich im heutigen Effizienz-getriebenen Krankenhausbetrieb leider nur wenig Konkretes ableiten; der Respekt vor dem Patienten ist sicher wichtig, baut aber eine gefühlte „Wand" auf, deren Durchbruch durch das Miteinander reden noch eine ganz andere, nicht weniger respektvolle Ebene zulässt.

3.11 „Standardsätze" zur Auflockerung der intraoperativen Kommunikation

Erfahrene Kollegen verwenden oft ähnliche Initial-Sätze beim Erstkontakt mit dem Patienten; Herr Dr. Bimmel aus Bonn mit seiner persönlichen Eingangsvariante: „Haben Sie Bammel vor Bimmel?". Diese oder ähnliche Gelegenheiten gibt es nur für wenige Nachnamen; auf jeden Fall lockert er mit diesem Satz schon einmal die Situation des Kennenlernens zwischen Operateur und Patient erheblich auf.

Andere Kollegen verneinen in der Regel sogenannte „Standardsätze" und verweisen darauf, hin und wieder auch einen Witz zum Besten zu geben, um die Situation zu entspannen. Sofern möglich, wird bereits im Vorgespräch ermittelt, woran Patienten interessiert sind, welche Vorlieben bestehen, um dann entsprechende Gespräche zu initiieren; äußert der Patient, möglichst wenig mitbekommen zu wollen, beschränken sich die Kollegen oftmals auf den Kommentar notwendiger Maßnahmen (z. B. Pieks bei Applikation der Lokalanästhesie etc.). Ansonsten betreffen die Gespräche mit dem Patienten die tagesaktuellen Nachrichten, das Wetter, den „Austausch schlechter Witze", somit streng genommen kein vorbestimmtes Thema. Ein Kollege berichtet durchaus von „Standardwitzen", bei denen er sich quasi selbst geniert, sie teilweise mehrmals täglich zu erzählen; allerdings hat er nach wie vor das

Gefühl, dass es „dem Patienten hilft“ und nimmt deshalb gerne in Kauf, sich selbst gegen das stets einsetzende Gähnen wehren zu müssen.

Es mag ein Manko sein, dass sich das Repertoire der „ankommenden“ Standardsätze oftmals recht schnell erschöpft und so bei mehreren Eingriffen hintereinander repetitiv die gleichen Sätze erzählt werden; aber für den jeweiligen Patienten ist auch die zum hundertsten Mal erzählte Floskel neu und führt regelhaft zumindest zu einem Lächeln. Nur bei wenigen Patienten, die nach vielen Jahren zum Beispiel einen Aggregataustausch bekommen, hört man dann: „Das haben Sie auch schon bei der Implantation erzählt“. Man läuft dann erst einmal rot an, was hinter Haube und Mundschutz nicht ganz so schlimm ist, freut sich aber, dass der Patient sich erinnert und Redewendungen über Jahre „mitgenommen“ hat.

Der Umstand, stets die gleichen Sätze zu hören, stört das Team in der Regel nicht, denn die Reaktionen der Patienten entschädigen für den Umstand, dass teilweise seit Monaten und Jahren ähnliche Algorithmen, beziehungsweise Umschreibungen des Vorgehens gewählt werden.

Zu Beginn eines Eingriffes kann bereits etwas Auflockerung durch kurze Sätze erfolgen: „Sie riechen schon, der Alkohol, den wir zur Desinfektion verwenden, ist nicht der beste Jahrgang“, oder „Wir haben heute extra grün ausgewählt, das steht Ihnen sehr gut!“ und „Sie können schon mal für den nächsten Zelturlaub üben, denn jetzt wird es wie im Einmann-Zelt!“. Auch bei Patienten mit Sauerstoffgabe kann auf die „Schwarzwald-“ oder „Nordseeluft“ verwiesen werden. Es sind keine „Brüller“, die man damit erzeugt, aber es ist einfach netter als die „üblichen Sätze“: „Jetzt waschen wir sie ab“, noch schlimmer: „Jetzt decken wir sie ab“.

Im Laufe einer Operation gibt es je nach Temperament und Patient sehr interessante Kommunikationsmöglichkeiten. So berichtet ein Kollege, dass er sich besonders dann freut, wenn ein Patient fragt, wann es endlich losgeht und er dann (je nach Einschätzung des Patienten) sagen kann: „Ich bin bereits in Ihnen!“ und erwartet, dass er es nicht gar zu schlimm nimmt. Handelt es sich um sensiblere Gemüter, „also den typischen Metzgermeister“, berichtet er, er habe bereits begonnen.

Nicht selten treten im Rahmen der Implantation kardialer Implantate Herzrhythmusstörungen auf, die oftmals vom Patienten wahrgenommen werden und Angstzustände auslösen können. Ein möglicher Satz zur Entschärfung dieses gängigen „Nebeneffektes“ wäre: *„Sie merken möglicherweise, dass Ihr Herz unregelmäßig schlägt. Jetzt sagt die Elektrode „Guten Tag“ zum Herzen und das Herz freut sich so sehr, dass es jetzt so klopft. Sie brauchen auch keine Sorge zu haben, denn dafür habe ich eine Lizenz.“*

Am Ende der Operation steht die Präparation einer ausreichend großen Gewebetasche, was durchaus unangenehm sein kann. Gerade für ältere Herren kommt der Satz *„Ihr neuer Mercedes 500 benötigt eine ausreichend große Garage“* dafür sehr gut an. Allerdings darf man auch die heutigen Damen diesbezüglich nicht unterschätzen …

Oft fragen die Patienten während oder am Ende der Operation nach Verhaltensmaßgaben, die beispielsweise auch, bzw. gerade bei über 80-jährigen, noch recht fitten Patienten gut mit einem Verweis auf eine sechswöchige Pause des Basketball- und Volleyball-Intensivtrainings beantwortet werden kann.

Sehr lange war ein Standardsatz in Gebrauch: *„Ab jetzt können Sie auch eine Kalaschnikow durch die Flughafenkontrolle schmuggeln!“* Tatsache ist, dass Patienten mit Implantaten Ausweise bekommen und damit Metalldetektoren am Flughafen und in öffentlichen Gebäuden umgehen können und nur „per Hand“ kontrolliert werden. Natürlich sollte das keine Aufforderung sein, geschweige denn ein ernstgemeinter Rat. Bei einer Operation entfiel wegen des sportlichen Interesses des Patienten die Frage nach dem Beruf. Nach dem Satz mit der Kalaschnikow veränderte sich plötzlich die ursprünglich gelöste und erfreuliche Stimmung im OP; der Patient war Zollbeamter und konnte dieser spaßig gemeinten Floskel nichts, aber auch gar nichts abgewinnen. Seither ist dieser Standardsatz aus dem Repertoire vorsichtshalber gänzlich gestrichen.

So ist es durchaus möglich, auch bei Standardsätzen gelegentlich den falschen „Ton“ zu treffen, was vielfach wieder „wettgemacht“ werden kann. Dennoch muss man gewappnet sein, dass auch der noch so nett gemeinte Satz auch völlig unterwartete Reaktionen auslösen kann.

3.12 Offene Fragen, um weite Teile einer Intervention zu überbrücken

Womit man neben „Standardsätzen“ eine sehr ausführliche Unterhaltung initiieren kann, sind „offene Fragen“, wie z. B. *„Haben Sie selbst bemerkt, dass etwas mit dem Herzen nicht stimmt?“*, weniger auf die kardiale Situation ausgerichtet wäre *„was machen Sie beruflich?“*, *„haben Sie Hobbies?*, *„treiben Sie Sport?“*, *„wohin geht es denn im nächsten Urlaub?“* oder *„haben Sie schon Nachrichten gehört?“*.

Die Frage nach dem Eigenempfinden des für den Eingriff verantwortlichen „Problems“ kann aufgrund der offenen Fragestellung dazu führen, dass der Patient wesentlich mehr als nur die wesentlichen Befunde im Zusammenhang mit der Grunderkrankung preisgibt. Nicht selten fühlen sich Patienten quasi an ihrer Situation Schuld, da sie das ein oder andere in ihren Augen „falsch“ gemacht haben. In diesem Zusammenhang stellen Patienten eher am Ende des Eingriffes gerne die Frage, ob sie denn noch ein Glas Rotwein ohne Bedenken trinken können. Der „Fremdkörper“ wird auch häufig als Surrogat für erhebliche Einschränkungen gesehen, die weit überwiegend relativiert werden können.

Auch über 80-jährigen Patienten tut es gut gefragt zu werden *„was machen Sie denn beruflich?“* und nicht *„was haben Sie denn beruflich gemacht?“*. Nicht selten sind heute Patienten auch im hohen Alter noch berufstätig; sei es als „Senior“ im eigenen Betrieb, als Künstler oder Mini-Jobber. Kommt als Antwort: „Ich bin schon

Rentner“, kann immer noch die Frage *„was war denn Ihr Beruf?“* gestellt werden. Der Beruf ist für sehr viele (nicht nur) Patienten neben der Familie ein sehr zentrales Element ihres Lebens, über das sie mit viel Stolz und teilweise extrem interessanten Inhalten berichten. Als Beispiel sei hier eine 72-jährige, sehr zierliche Japanerin genannt, die gefragt nach ihrem Beruf „Test-Beifahrerin“ einer großen deutschen Autoherstellermarke angab. Sie saß seit Jahren regelmäßig quasi als „Kind“ im Fond der neuen Autos, um Geräumigkeit und Komfort unter verschiedenen Straßenbedingungen und Gefahrensituationen zu beurteilen. Bei langjähriger Tätigkeit kommen häufig Berichte über Auslandsaufenthalte, verantwortliche Positionen und Arbeiten an relevanten Techniken oder künstlerische Tätigkeiten, die auch dem Operateur sehr interessante Eindrücke über die Dinge außerhalb der Klinik geben.

Bei Hobbies und Sportarten gibt es auch für das operative Vorgehen Relevantes, was im Laufe einer Operation berichtet wird. Zwar ist diese Frage üblicherweise im Rahmen der präoperativen Vorbereitung bereits „abgehakt“, jedoch fallen einigen Patienten durchaus noch weitere Tätigkeiten ein, deren Ausübung in den nächsten 6 Wochen nur eingeschränkt ausgeführt werden sollte oder eher eine submuskuläre als subfasziale Implantation erfordert.

Die Frage nach dem nächsten Urlaub kann genutzt werden, um die Gedanken auf positive Dinge der nächsten Zeit zu lenken. Weiterhin ermöglicht eine Formulierung wie: *„Was wird das Implantat (z. B. Schrittmacher/ICD) denn alles in der nächsten Zeit erleben?“* die Veränderung des rein technischen Apparates in einen steten Begleiter, der auch schöne Begebenheiten nicht nur „mitmacht“, sondern sich darauf mitfreut.

Sofern man nicht „auf dem Laufenden“ bezüglich aktueller Nachrichten ist, sollte man mit der eher als Ausweich benannten Frage um Aktuelles wie Nachrichten etc. vorsichtig sein. Zudem ist bei diesem Thema wesentlich häufiger als bei anderen zu rechnen, dass man als Operateur oder Team aktiv an der Unterhaltung teilnehmen muss.

In vielen Unterhaltungen kommen Patienten selbst auf das Thema „Familie“. Vor allem dann, wenn man nicht über die aktuellen Verhältnisse informiert ist, empfiehlt sich erhebliche Zurückhaltung, da auch viele traurige Begebenheiten damit verbunden sein können und Patienten bei zurückliegenden Verlusten durchaus auch auf dem OP-Tisch bei den Gedanken daran weinen können. Aus dieser Situation herauszukommen und wieder auf die positiven Seiten des Lebens zu lenken, wird dann sehr schwierig.

Nicht nur bei der Implantation, erst recht beim Aggregatwechsel bietet sich geradezu an, zu fragen, was der Schrittmacher/ICD denn alles erleben durfte, ob er verreist ist, auf Berge gestiegen, in Seen geschwommen oder welche schönen Ereignisse er miterleben durfte. Selbst immobile, betagte Patienten „erleben“ die Hochzeit der Enkel oder Urenkel, Schulabschlüsse, berufliche Aufstiege oder sonstige Begebenheiten. Insofern gibt es hier oft deutlich längere und umfangreichere Berichte als die eigentliche Operationsdauer.

Dass selbst ein Implantat auch nach Ablauf der Laufzeit eine unschöne Situation in etwas Positives wandeln kann, zeigt folgendes Beispiel:

Ein Patient, bei dem ein Ereignis-Recorder zur Aufzeichnung von Herzrhythmusstörungen entfernt wurde, war während der Operation die Rede von einer letztlich traurigen Begegnung mit einer Dame, mit der der Patient sehr gerne engeren Kontakt wünschte und sich bei einem Abendessen dieser am Nachbartisch sitzenden Dame das Herz fasste, ihr einen Blumenstrauß zukommen zu lassen; sie wirkte zunächst sehr interessiert und angenehm berührt. Am Folgetag war die Wärme in Eis gewandelt; er meinte, weil sie möglicherweise den türkischen Namen gesehen hat. Da ihm die Sache nachging, fand er es sehr beruhigend, dass sich im Speicher kein Herzstolpern oder eine sehr rasche Herzschlagfolge zeigte, so dass es sich damit zumindest nicht objektivierbar um die „Herzensdame" gehandelt hat.

3.13 Kommunikation bei schwierigen und schmerzhaften intraoperativen Situationen

Wenn man in die Situation kommt, intraoperativ mit Elektrodenplatzierung, anatomischen Gegebenheiten oder technischen Problemen zu kämpfen, ist die Fokussierung sehr wesentlich und erlaubt selbst mit viel Erfahrung nicht immer, die Konversation „wie gewohnt" weiterzuführen. Befindet sich der Patient in einer umfangreichen Erzählung, ist es kein Problem, sich in einer folgenden Entspannungsphase wieder „einzuklinken" und durch Zwischenfragen oder Einwürfe kundzutun, dass man tatsächlich zuhört.

Günstig ist hier ein eingespieltes Team, bei dem ein kurzes Augenzwinkern oder ein vereinbartes Wort signalisiert, dass das Team die Kommunikation zumindest zeitweise übernimmt.

Ist ein Anästhesist anwesend und die Situation kritischer, ist eine umgehende Sedierung mit der Ankündigung, „*wir lassen Sie für einen Moment mal etwas Schlafen*" gerade von den erfahrenen anästhesiologischen Kollegen in der Regel meist freundlich aber bestimmt überbrückt.

Viele Patienten kommen mit der Erwartung in den Operationssaal, dass sie nun massive Schmerzen tapfer ertragen müssen und am besten nichts sagen, um das Operationsteam nicht zu „belästigen". Daher ist es gut, vor allem bei potenziell schmerzhafter Gefäßpunktion bereits vorher darauf hinzuweisen, dass es pieksen kann, aber jederzeit die örtliche Betäubung nachgegeben werden kann. Hierbei hat sich bewährt, die Punktionsstelle zuvor ohne stechende Nadel zu berühren, sondern mit dem Finger zu drücken, da sich der Patient dann auf das Erleben wesentlich leichter einstellen kann und nicht den ganzen Körper anspannt. Rein technisch ist es hilfreich, nicht wie üblich mit einer Kochsalzlösung zu punktieren, sondern mit Lokalanästhetikum und dies im Punktionsbereich bis zum Erreichen der Vene zu applizieren, um auch bei den weiteren Schritten Schmerzfreiheit zu erzeugen.

Extrem schmerzempfindliche Patienten, die bereits bei Berührung mit Abwehr oder Schmerzäußerung reagieren, weisen sehr oft bereits vor der Operation darauf hin. Mit Hypnosetechniken gelingt es sehr häufig, eine Narkose zu umgehen. Bei geringerer Ausprägung kann die Ablenkung durch entsprechende Gesprächsführung ausreichen. Es ist immer sehr hilfreich, mit diesen Patienten ein stufenweises Vorgehen zu vereinbaren, um ihnen die Möglichkeit einer „Steuerung" ihrer Bedürfnisse zu ermöglichen. Nur sehr wenige benötigen selbst bei erheblichen präoperativen Bedenken eine Vollnarkose.

3.14 Ende der Operation

Es ist nichts schöner und man kaum mehr Bestätigung erfahren, als wenn ein Patient noch selbst redet, kaum unterbrochen werden kann und nach dem Hinweis darauf, alles sei fertig, mit einem „Schade" oder „jetzt schon?" reagiert. Es macht sehr viel Freude dann mit „wir fangen trotzdem nicht nochmal an" oder mit der Frage: „Sollen wir nochmal anfangen?" zu antworten.

Je nach Empfinden kann auch ein formal „kleiner Eingriff" bei Patienten und Angehörigen als schwerwiegendes Ereignis wahrgenommen werden, weshalb viele Patienten dankbar annehmen, dass man die Angehörigen über den Verlauf der Operation informiert. Dies vor allem dann, wenn die Patienten nach der Operation nicht sofort wieder auf die Station, sondern in einen Aufwachraum kommen, in dem es ihnen nicht möglich ist, mit ihren Angehörigen zu telefonieren.

3.15 Abschließende Bemerkung zum Kapitel „Kommödikation"

Die sehr positiven Erfahrungen mit der „Kommödikation" erlaubt nicht nur, im Kontext einer bestimmten Operation eine für den Patienten und das Team angenehmere Atmosphäre zu schaffen. Es bedarf letztlich keiner intensiven Beschäftigung mit Redewendungen oder Wortspielen, sondern der Bereitschaft, das Team oder sich selbst in eine möglichst kontinuierliche und nicht nur mit technischen Inhalten gespickten Unterhaltung einzubringen. Hat man einmal den positiven Effekt erlebt, kommt man selbst darauf, dass ein oder andere Vorgehen mit einer netten Analogie oder Umschreibung zu „gestalten" und nicht nur auf den Situs fokussiert zu sein. Auf diese Weise wird ein noch so „kleiner Routineeingriff" zu einem Erlebnis, das mit jedem Patienten einen neuen Inhalt bekommt. Mit den erzählten Geschichten könnte man ein eigenes Buch füllen, aber die Schweigepflicht gebietet, dass trotz der Umgebung im Vertrauen Gesagte in Kopf und Herzen zu bewahren. Diese Erfahrung wünsche ich sehr Vielen, die Interventionen unter örtlicher Betäubung vornehmen und begleiten. Und: Jeder, auch man selbst kann „der Nächste bitte" sein.

Literatur

[1] Bundesärztekammer (BÄK), Kassenärztliche Bundesvereinigung (KBV). Beurteilungskriterien für Leitlinien in der medizinischen Versorgung – Beschlüsse der Vorstände der Bundesärztekammer und Kassenärztlicher Bundesvereinigung, Juni 1997. Dtsch Arztebl. 1997;94(33):A-2154–2155.

[2] Europarat, Verbindung der Schweizer Ärztinnen und Ärzte, Ärztliche Zentralstelle Qualitätssicherung (ÄZQ), et al. Entwicklung einer Methodik für die Ausarbeitung von Leitlinien für optimale medizinische Praxis. Empfehlung Rec (2001)13 des Europarates am 10 Oktober 2001 und Erläuterndes Memorandum. Deutschsprachige Ausgabe. Z Arztl. Fortbild. Qualitatssich. 2002;96(Suppl III):3–60.

[3] Nationale Versorgungsleitlinie Chronische KHK. 5. Auflage 2019 Version 1 AWMF-Register-Nr: nvl-004 (https://www.awmf.org/uploads/tx_szleitlinien/nvl-004l_S3_KHK_2019-04.pdf) eingesehen am 21.04.2020.

[4] Sadideen H, Parikh A, Dobbs T, Pay A, Critchley PS. Is there a role for music in reducing anxiety in plastic surgery minor operations? Ann R Coll Surg Engl. 2012;94:152–4.

Stichwortverzeichnis

www.ingramcontent.com/pod-product-compliance
Lightning Source LLC
Chambersburg PA
CBHW081110220326
41598CB00038B/7294
9783110636383